不眠にならないために自分でできること

「寝つきが悪い」「すぐに目が覚めてしまう」人のお助けBOOK

白濱 龍太郎
睡眠専門医
日本睡眠学会指導医・総合専門医
医療法人RESM新東京・新横浜理事長

主婦の友社

あなたの不眠はどのタイプ？

不眠タイプ（1）

布団に入ってもなかなか眠りにつけない……

※詳細は16ページから

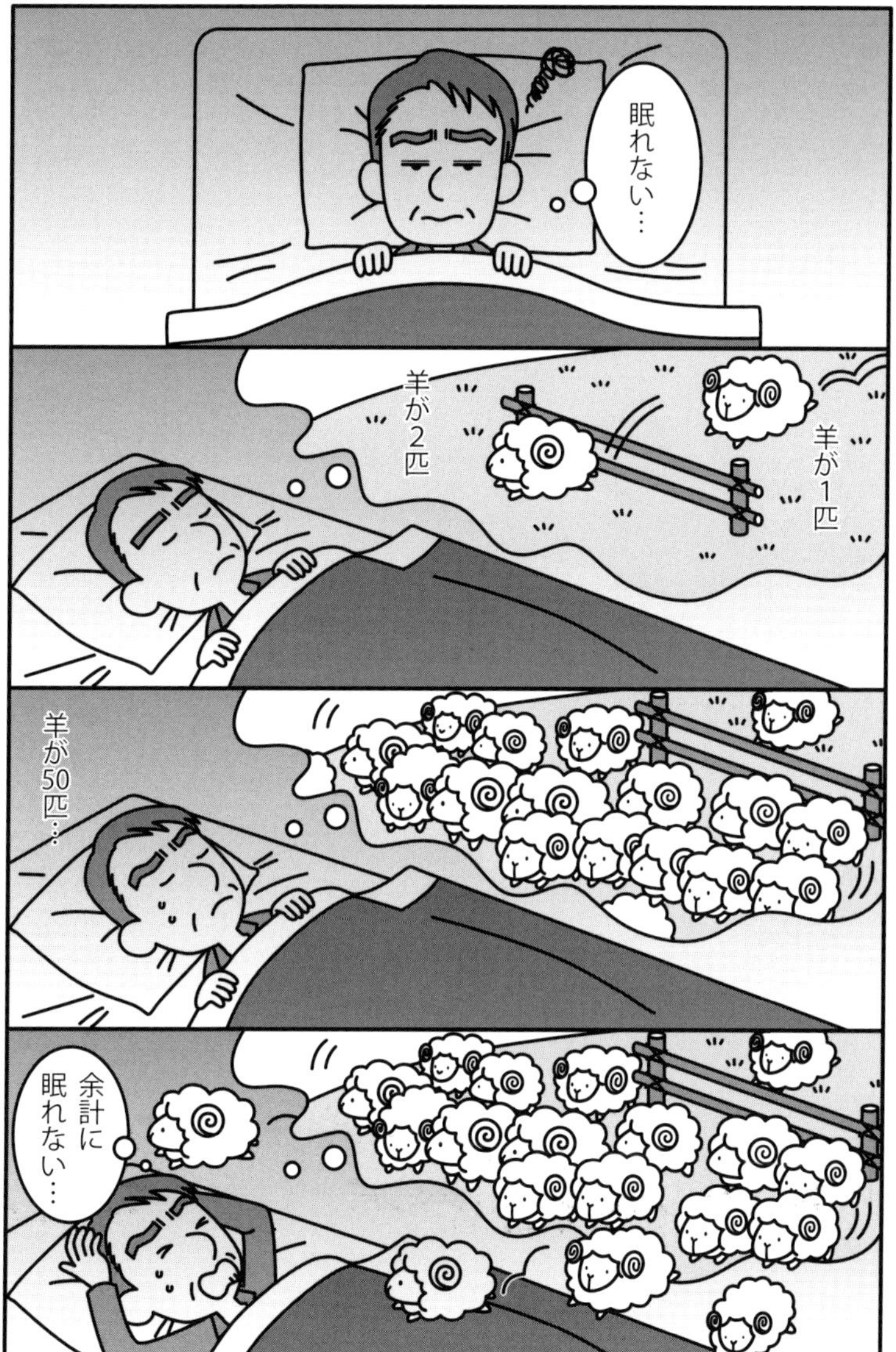
眠れない…
羊が1匹
羊が2匹
羊が50匹…
余計に眠れない…

あなたの不眠はどのタイプ？

不眠タイプ（2）

いったん眠りについても、
翌朝起床するまでの間、夜中に
何度も目が覚めてしまう……

※詳細は16ページから

Prologue

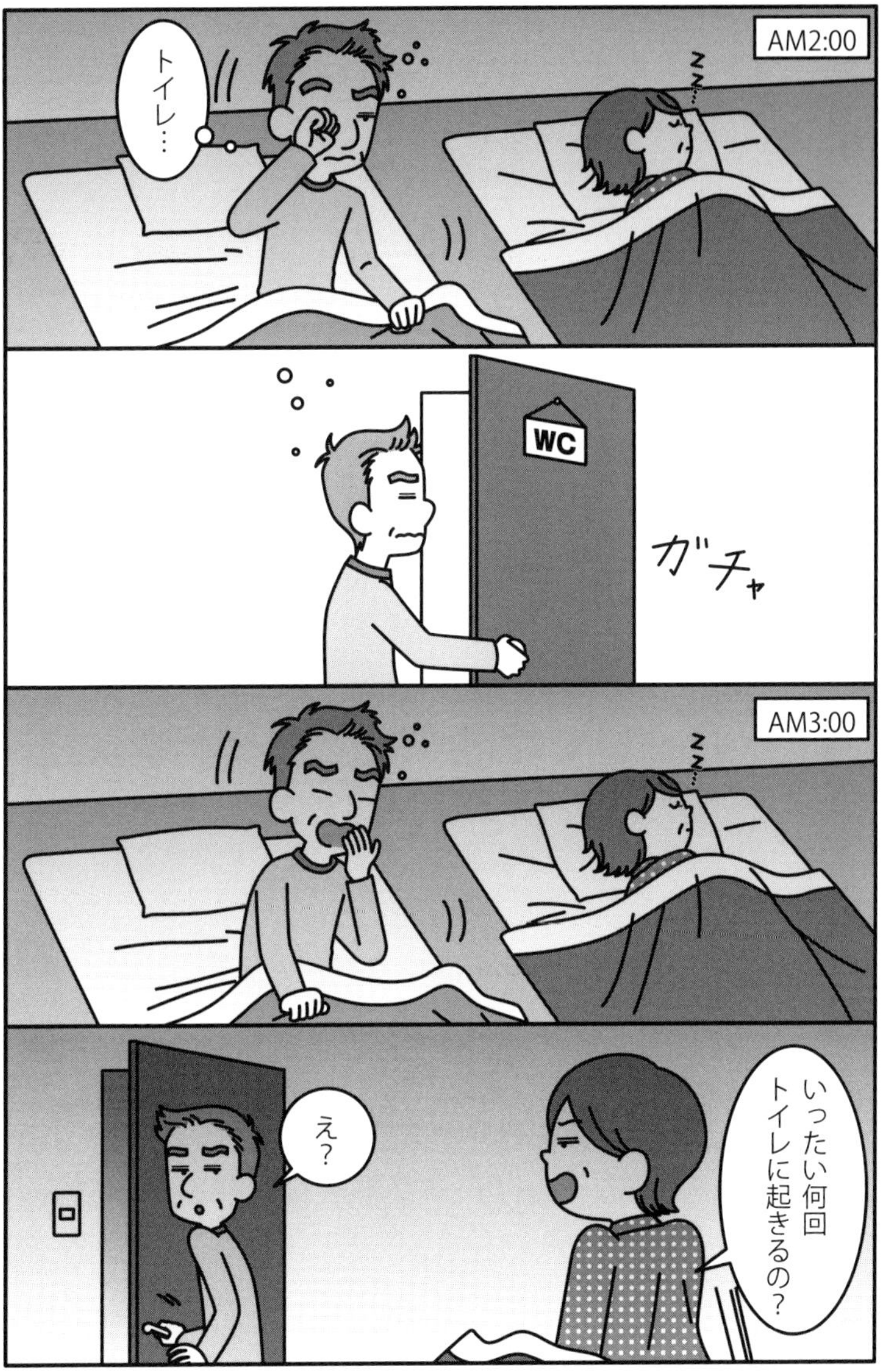

あなたの
不眠は
どのタイプ?

不眠タイプ(3)

十分眠っていなくても
通常の2時間以上前に目が覚め、
そのあと眠れない……

※詳細は16ページから

Prologue

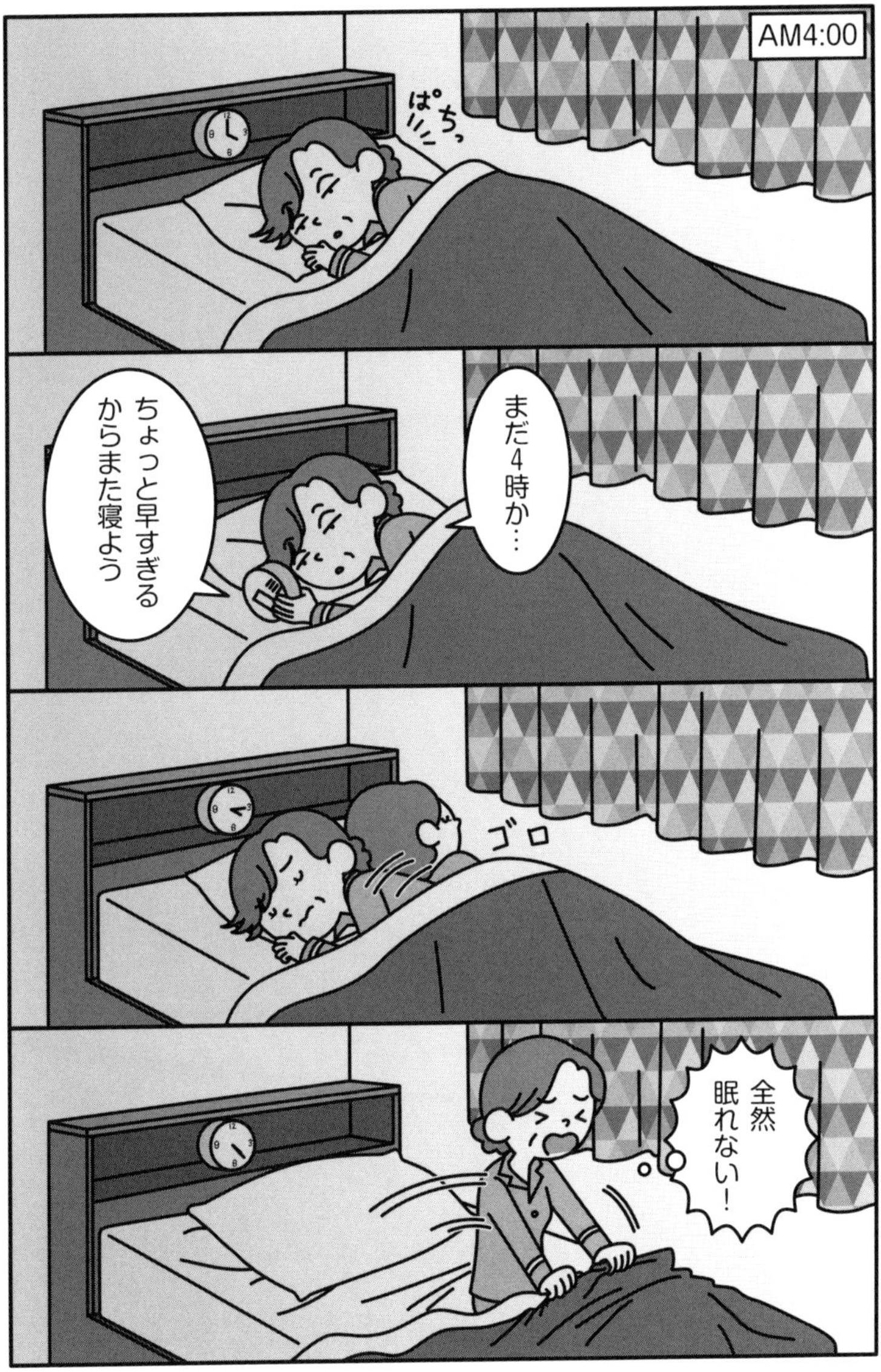
AM4:00
ぱちっ
まだ4時か…
ちょっと早すぎるからまた寝よう
ゴロ
全然眠れない！

あなたの不眠はどのタイプ?

不眠タイプ(4)

眠りが浅く、
睡眠時間のわりに
熟睡した感じがしない……

※詳細は16ページから

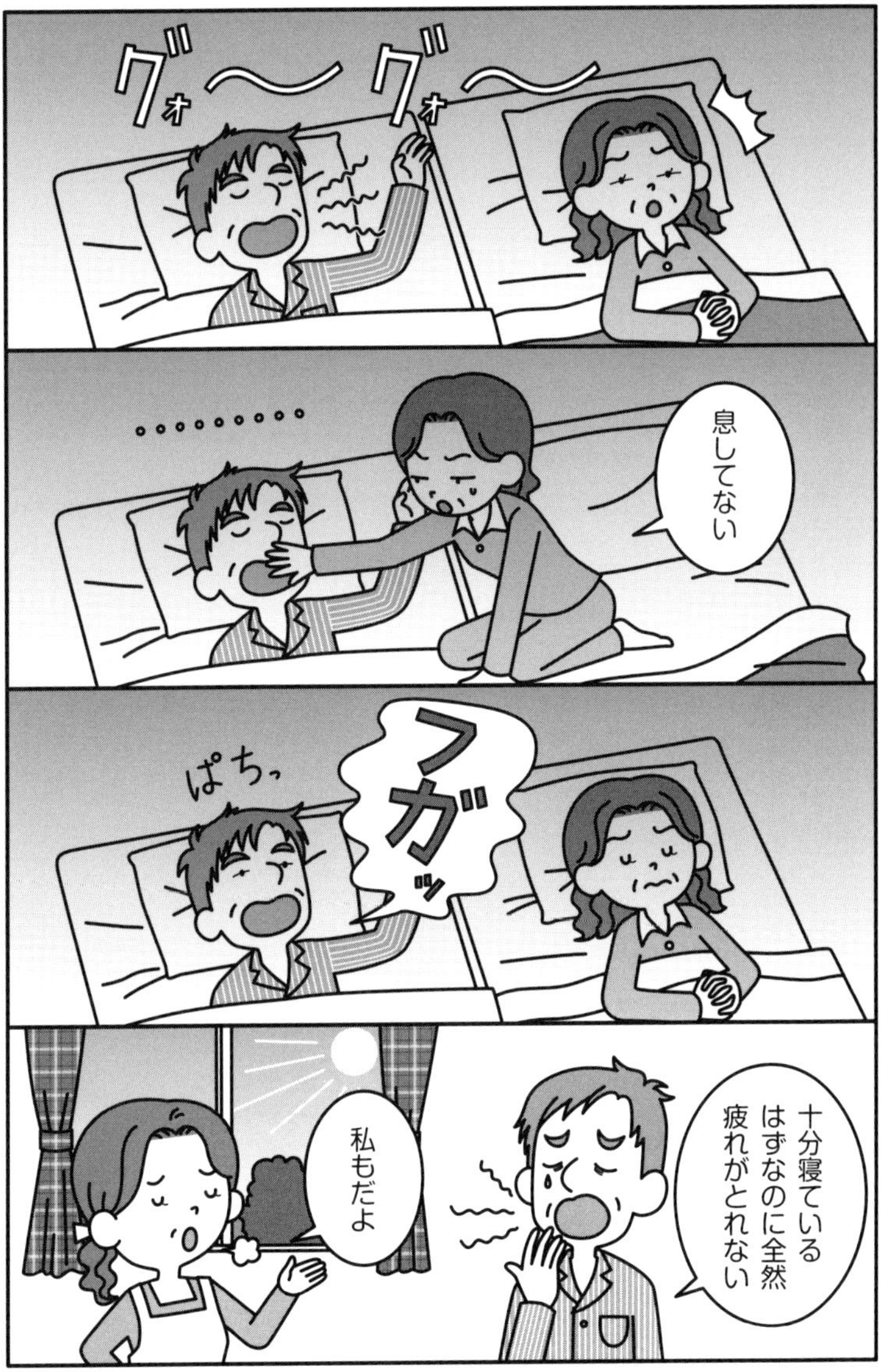
グォ〜〜グォ〜〜
…………
息してない
ぱちっ
フガッ
十分寝ているはずなのに全然疲れがとれない
私もだよ

Part 1 人はなぜ不眠になるのか

Part 2 もっと眠りのことを知ろう

Part 3

不眠解消のために自分でできること

Part 4

眠れない人がしてはいけないこと

Part 5 熟睡できて疲れもとれる「寝る前ぐっすりストレッチ」

STAFF
装丁・デザイン／深江千香子（エフカ）
表紙イラスト／宮重千穂
4コマまんが／杉本綾子
本文イラスト／岩部明美（あけたろう事務所）宮重千穂
取材・まとめ／川内昭治
校正／臼井亜希子（東京出版サービスセンター）
編集デスク／木村晶子（主婦の友社）

Part 1

人はなぜ不眠になるのか

自分の不眠のタイプを知ろう

よく眠れないという不眠の悩みを抱えている人は、全国に2000万人以上いると想定されています。

ひと口に「不眠」といっても症状はさまざまで、**布団に入ってもなかなか眠れない「入眠困難」、夜中に何度も目が覚める「中途覚醒」、朝早すぎる時間に目が覚める「早朝覚醒」、目覚めが悪く熟睡感のない「熟眠障害」の4つ**があります。こうした症状はどれか1つ現れることもあれば、いくつかを同時に抱えていることも珍しくありません。

このような人は、ぐっすり眠れている時間が足りていない可能性があります。また、「布団に入るとすぐ眠れる」「毎日7～8時間寝れている」という人でも、ぐっすり眠れているとは限りません。そのような不眠の人は意外と多いのです。

そこでまずは、自分の昨夜の眠りの状態をチェックして、睡眠がちゃんととれているかを確認してみましょう。

昨夜の眠りをチェック！

自分の睡眠がどんな状態なのか、家族の協力も得ながら確認しましょう。
①～④の中で点数の低いものがあなたの不眠のタイプです。

①入眠困難

- 15分未満ですぐに眠れた …… 2
- 15～30分ぐらいしてから眠れた …… 1.5
- 眠るまで30～60分近くかかった …… 1
- なかなか眠れなかった …… 0

□点

②中途覚醒

- 寝ている途中では目が覚めなかった …… 3
- 途中で目が覚めてもまたすぐに眠れた …… 2
- 途中で目覚めたあと、なかなか眠れなかった …… 1
- 途中で目覚めたあと、朝まで眠れなかった …… 0

□点

③早朝覚醒

- 起きる時間はいつもと変わらなかった（30分未満）…… 2
- 起きる時間はいつもよりやや早かった（30～60分） 1.5
- 起きる時間はいつもよりとても早かった（1～2時間）… 1
- 夜中に起きてから眠れなかった …… 0

□点

④熟眠障害

- 体調はよく、気分もすっきり目覚めた …… 3
- いつもと変わらない目覚めだった …… 2
- あまり眠れなかった …… 1
- ほとんど眠れなかった、眠った気がしない …… 0

□点

・判定・

7.0点以上……正常レベル
睡眠は問題なく、安心できるレベル。このまま良質な睡眠を維持しましょう。

4.5～6.5点……やや不眠気味
睡眠には少し注意が必要。ぐっすり眠れるよう、Part5のストレッチを。

2.5～4.0点……不眠症レベル
不眠症の疑いがあります。睡眠専門医に一度相談してみましょう。

2.0点以下……重度の不眠症
睡眠レベルは最悪。すぐに睡眠専門医のいる医療機関を受診しましょう。

出典：白濱龍太郎監修『寝ても疲れがとれない人は要注意！最高のぐっすり睡眠』（扶桑社）より改変

どうして不眠になるのか

私たちが眠れなくなる原因には、さまざまな要素があります。特に長期間にわたって不眠に悩む人に多い原因が、**不安や緊張、ストレス**です。

眠れない期間が長くなると、布団に入ったときに「今日も眠れなかったらどうしよう」と不安を感じたり、「今日は早く寝なくては」と逆に緊張を招くことがあったりします。このような不安や緊張、ストレスは、心身の働きを活発にする自律神経である交感神経を刺激して、脳の覚醒を高めます。すると、余計に眠れなくなるという悪循環に陥ってしまうのです。

こうした**不眠対策で最も大切になってくるのが、生活習慣の見直し**でしょう。

例えば、睡眠に悩みのある人は、寝る直前までスマートフォンを操作したり、テレビを見たりすることは避けてください。この行為は脳に強い刺激を与えるので、不眠を招きかねません。

最近の睡眠の質チェック

直近3日間の睡眠を振り返りながら、以下の項目で当てはまるものをチェックしてください。

- □眠る直前までスマホを見ている
- □よく電気をつけたまま寝落ちする
- □22時以降に晩ごはんを食べる
- □休みの日は平日よりも1時間以上睡眠時間が長い
- □寝る直前に歯をみがく
- □朝起きてもカーテンを開けない
- □靴下をはいたまま寝ている
- □打ち合わせ中に眠くなる
- □電車で座ったとたんに寝てしまう
- □布団に入っても30分以上眠れないことがある
- □睡眠時間は足りているのに、朝すっきり起きられない

※3つ以上当てはまったら睡眠の質が悪くなっているサイン

また、夕食をとる時間、お風呂に入る時間なども関係してきます。

そこでまずは、上のチェック項目を見ながら自身の最近の状態を振り返ってみてください。

いくつ当てはまったでしょうか。

3つ以上当てはまるようなら、睡眠の質が悪くなっている兆候です。すぐに病気というわけではありませんが、放っておくと脳や心は確実に疲弊していきます。すると、頑張りたいときに頑張れなくなったり、昼間、まったくやる気がなくなったりという、困った状態になるおそれがあるのです。

これを防ぐためにも良質な睡眠をとる必要があります。そのためのカギは意外と日常生活の中にもあるので、Part3を読んで実践してみましょう。

あなたの不眠度がすぐわかる自己チェック

1～8の項目から過去1カ月間に少なくとも週3回以上経験したものを選んでください。

	質問	週3回以上経験したもの	点数
1	布団に入って寝るまでに要した時間は？	□ いつも寝つきはよかった	0
		□ 少し時間がかかった	1
		□ かなり時間がかかった	2
		□ 非常に時間がかかった。あるいは、まったく眠れなかった	3
2	夜間、睡眠途中で目が覚めることがあった？	□ 問題になるほどのことはなかった	0
		□ 少し困ることがあった	1
		□ かなり困っている	2
		□ 深刻な状態。あるいは、まったく眠れなかった	3
3	希望する起床時間より早く目覚め、それ以降眠れなかった？	□ そのようなことはなかった	0
		□ 少し早かった	1
		□ かなり早かった	2
		□ 非常に早かった。あるいは、まったく眠れなかった	3
4	一日の睡眠時間は足りていた？	□ 十分だった	0
		□ 少し足りなかった	1
		□ かなり足りなかった	2
		□ まったく足りなかった。あるいは、まったく眠れなかった	3

5	全体的な睡眠の質は？	□ 満足している	0
		□ 少し不満である	1
		□ かなり不満である	2
		□ 非常に不満である。あるいは、まったく眠れなかった	3
6	日中の満足度は？	□ いつもどおり	0
		□ 少し低下した	1
		□ かなり低下した	2
		□ 非常に低下した	3
7	日中の身体的および精神的な活動の状況は？	□ いつもどおり	0
		□ 少し低下した	1
		□ かなり低下した	2
		□ 非常に低下した	3
8	日中の眠気はある？	□ まったくない	0
		□ 少しある	1
		□ かなりある	2
		□ 激しい	3

合計 ＿＿＿＿＿ 点

判定：1～3点 …… 睡眠をとれている
4～5点 …… 不眠症の疑いが少しある
6点以上 …… 不眠症である可能性が高い
※10点以上なら医師に相談したほうがいい。

＊あくまでも目安です。確定診断は医療機関で受けてください。
＊アテネ不眠尺度（AIS）：Soldatos et al. : Journal of Psychosomatic Research 48:555-560,2000

もしかしたらこれって病気？と思ったら、すぐに医師に相談を

どうしても寝つけない、深夜に目が覚めてしまう、朝起きても熟睡した感じがせず疲れがとれない……。そんなことが続いているのなら、睡眠障害を疑ってみることも必要です。

睡眠障害は症状によりいくつかのタイプに分類されますが、代表的なものが不眠症。また、16～17ページで紹介している不眠タイプのうち、「熟眠障害」の原因の1つとして挙げられるのが、**睡眠時無呼吸症候群**（睡眠関連呼吸障害群の一種）です。

これは、**睡眠中に大きないびきや息が止まる無呼吸の状態を一晩に何度も繰り返す**というもの。家族に指摘されて気づく人が多く、ひとり暮らしだと見逃しがちです。睡眠時間は足りているはずなのに、朝起きたときに激しい頭痛や倦怠感に襲われます。自覚症状として一番多いのが日中の極度な眠気です。

24ページのセルフチェックで自分の状態をぜひ確認してみてください。

主な睡眠障害

不眠症	寝つきが悪い（入眠困難）、途中目が覚める（中途覚醒）、早朝に目覚めて二度寝ができない（早朝覚醒）など 症例 慢性不眠障害、短期不眠障害など
睡眠関連 呼吸障害群	睡眠時の異常な呼吸 症例 閉塞性睡眠時無呼吸症候群、中枢性睡眠時無呼吸症候群、睡眠関連低換気障害群など
中枢性 過呼吸群	覚醒・睡眠中枢の異常により、日中に過剰な眠気が生じる 症例 ナルコレプシー、特発性過眠症など
概日リズム睡眠・ 覚醒障害群	概日リズム（サーカディアンリズム）の異常により生じる睡眠障害 症例 時差ぼけ、社会的時差ぼけ、睡眠相前進症候群、睡眠相後退症候群、交代勤務による障害 など
睡眠時 随伴症群	睡眠中に生じる望ましくない、異常な行動 症例 レム睡眠行動障害、錯乱性覚醒、睡眠時遊行症、睡眠時驚愕症、睡眠関連摂食障害、悪夢障害など
睡眠関連 運動障害群	異常な感覚や筋肉の動きなど、衝動的な運動に特徴づけられるもの 症例 むずむず脚症候群、周期性四肢運動障害、歯ぎしりなど

※国際分類では、1.不眠症、2.睡眠関連呼吸障害群、3.中枢性過眠症群、4.概日リズム睡眠・覚醒障害群、5.睡眠時随伴症群、6.睡眠関連運動障害群、7.その他の睡眠障害に分類されている。

睡眠時無呼吸症候群 セルフチェック

以下の20項目から、当てはまるものにチェックをつけてください。

1.	最近体重が増えた、または肥満気味である …………	□
2.	あごが小さい、あごが引っ込んでいる …………………	□
3.	舌、扁桃腺、口蓋垂が大きい ………………………………	□
4.	口で呼吸していることが多い………………………………	□
5.	鼻が詰まりやすい、鼻炎などの持病がある …………	□
6.	高血圧、糖尿病などの生活習慣病がある……………	□
7.	妊娠中または更年期以降の女性である ………………	□
8.	タバコを吸う ………………………………………………	□
9.	毎日またはときどきお酒を飲む………………………	□
10.	睡眠導入薬などを服用している ………………………	□
11.	仕事がシフト勤務で不規則 ………………………………	□
12.	仕事でよく運転する ………………………………………	□
13.	よく寝汗をかく ……………………………………………	□
14.	何度もトイレに起きる ……………………………………	□
15.	いびきが大きいと指摘されたことがある ……………	□
16.	夜寝ているのに、日中に極度の眠気がある …………	□
17.	運転中や仕事中に起きていられなくなったことがある	□
18.	朝目覚めると、激しい頭痛や倦怠感がある …………	□
19.	極度の眠気で、仕事や家事に集中できない…………	□
20.	意思や判断力が衰えてきた気がする …………………	□

簡易的な可能性を確認するためのセルフチェックです。

20のリストのうち、3つ以上当てはまる人は、睡眠時無呼吸症候群の可能性が疑われます。一度、専門の科で検査を受けましょう。

Part 2

もっと眠りのことを知ろう

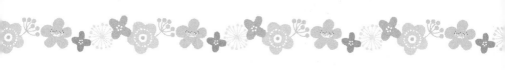

人は寝なくても大丈夫？　いいえ、脳のクールダウンのために絶対必要

　そもそも、人はなぜ眠らないといけないのでしょう。

　体を動かしたときと同じように、脳も活発に働くと多くのエネルギーを消費し、その際に熱を発します。それに伴って体温も起きてからお昼までの間に急激に上昇し、その結果、日中はシャキッと覚醒した状態になります。

　ところが、**脳神経はとても熱に弱いので、ずっとそのままではオーバーヒートしてしまいます**。したがって、夜にはその働きを低下させてクールダウンする必要があります。これが、睡眠が必要なもっとも大きな理由です。

　日中は高くなっている体温が夕方から徐々に下がり、それとともに脳の働きも低下して、夜に眠気がやってきます。

　しかしながら、眠っている間も脳は働いています。

　その働きの１つが記憶の定着。人間は日中に覚えたことを眠っている間にしっかり

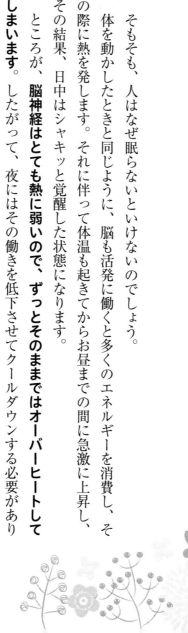

脳にもクールダウンが必要

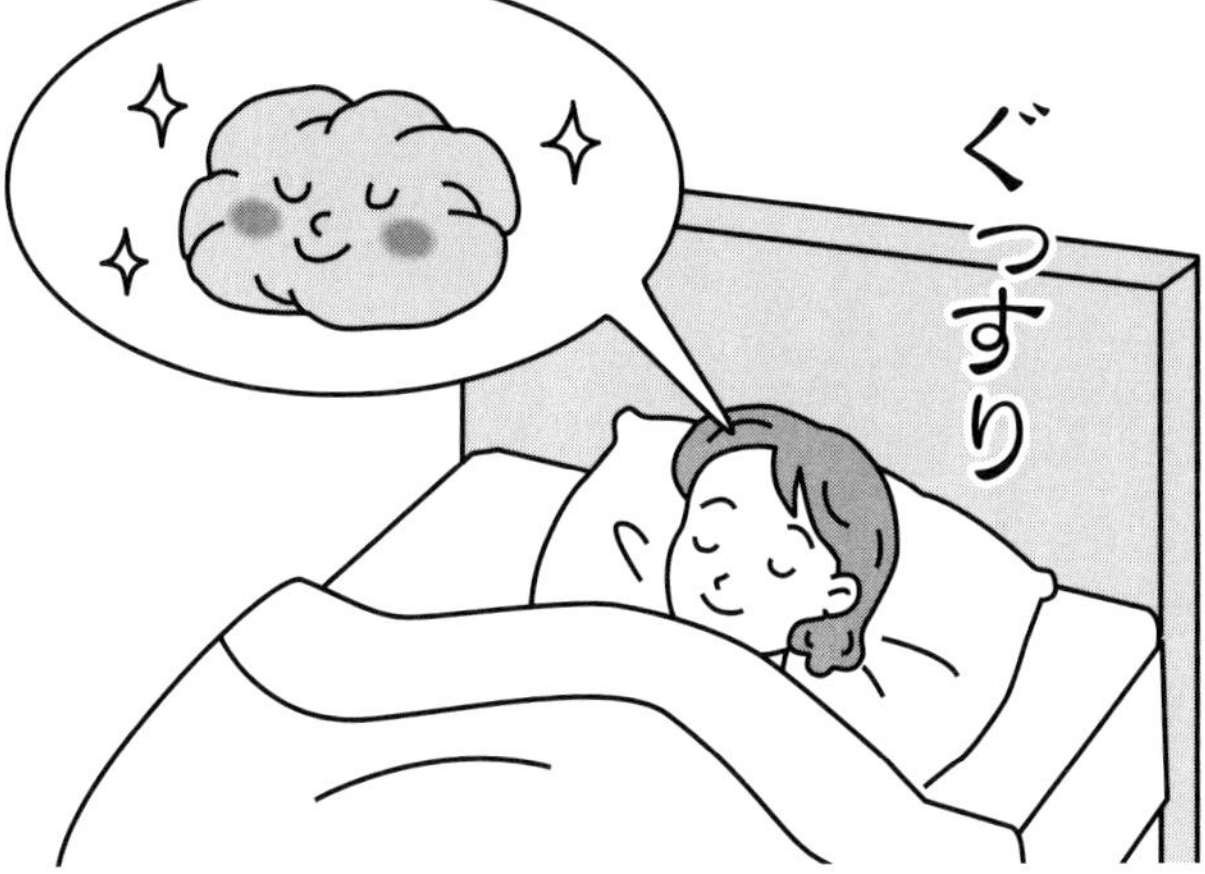

脳は睡眠中にその日の記憶情報を整理している

と記憶し定着させています。

さらに、ぐっすり眠ることでしか行われないのが、日中の活動で損傷した神経ネットワークの回復です。浅い睡眠だけでは時間が短く、この機能がうまく働かないので、取得した情報が脳の中でうまく整理されなかったり、記憶力が低下したりします。

つまり、**脳は睡眠中にクールダウンしながら、日中に取得した記憶情報を整理している**のです。

また、眠っている間に、脳の老廃物の排出もしています。例えば、アルツハイマー型認知症の発症に深く関わっているとされるアミロイドβという物質を睡眠中に体外に排出しています。

このような意味でも、睡眠は人間にとって欠かせないものなのです。

世界33カ国の中で日本人の睡眠時間は最短!?

２０２１年に経済協力開発機構（ＯＥＣＤ）が発表した、世界各国の平均睡眠時間を調査したデータによると、日本人の1日の平均睡眠時間は7時間22分。これは調査した**33カ国の中では最短で、全体平均の8時間28分よりも1時間以上少ない**という結果でした。

また、左ページは心拍トレーニング製品を扱う企業が各国の平均睡眠時間を調査したもの。これを見ても、日本人の睡眠時間の短さは男女ともに突出しています。日本人の場合、起床時間は平均水準ですが、入眠時間がとにかく遅いというのがその要因といえるでしょう。

このように、世界でもっとも眠れていないのが日本人なのです。

睡眠時間が短いと、睡眠不足に陥って疲れがとれず、心身の健康を損ねてしまいかねません。不眠に悩む日本人が多いのは、こうした短時間睡眠によるものといえます。

世界各国の平均睡眠時間（男女別）

国名	男性	女性
フィンランド	7:24	7:45
エストニア	7:23	7:44
フランス	7:23	7:44
オーストラリア	7:21	7:36
ベルギー	7:20	7:45
オランダ	7:20	7:41
カナダ	7:18	7:41
イギリス	7:18	7:34
オーストリア	7:16	7:40
ドイツ	7:15	7:36
スイス	7:14	7:38
スウェーデン	7:14	7:33
デンマーク	7:14	7:31
ハンガリー	7:14	7:30

国名	男性	女性
ロシア	7:13	7:26
アメリカ	7:11	7:31
南アフリカ	7:11	7:30
ノルウェー	7:10	7:28
ポーランド	7:09	7:25
スペイン	7:03	7:23
イタリア	7:03	7:22
中国	6:52	7:11
コスタリカ	6:49	7:15
コロンビア	6:49	7:10
ブラジル	6:47	7:12
香港	6:42	6:59
イスラエル	6:42	6:51
日本	6:30	6:40

世界平均　男性 **7:07**　女性 **7:26**

日本人の起床時間は男性6時59分、女性7時11分で、世界平均（男性7時6分、女性7時7分）に近い。その一方、入眠時間は男性0時25分、女性0時24分と、世界平均（男性23時55分、女性23時39分）とは差がある。

＊出所：ポラール・エレクトロ・ジャパン（2018年4月）

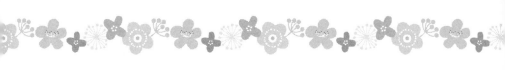

日本人の睡眠時間が最短な3つの理由

日本人の睡眠時間が世界的に見ても少ないのはなぜでしょう。それには以下の3つの理由が考えられます。

① 働きすぎ

OECDの調査によると、日本人の労働時間は、年間では減少傾向にあるものの、平日一日当たりの労働時間は増えています。土日に休む分、**残業時間が多く、アメリカやフランスの約3倍**という報告もあります。

このように、長時間労働で睡眠時間が削られると、結果的に作業効率が落ちてしまうという悪循環にも陥っている可能性があります。

② 通勤時間の長さ

通勤時間が長いことも理由の1つです。総務省統計局の「平成28年 社会生活基本調査」によると、特に都市部では顕著で、**通勤時間が長い人ほど睡眠時間が短くなって**

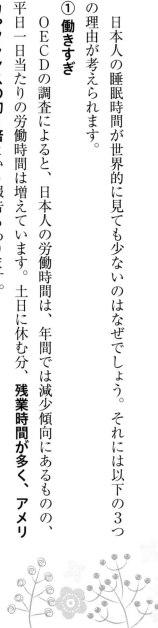

日本人の平均睡眠時間の推移（15歳以上）

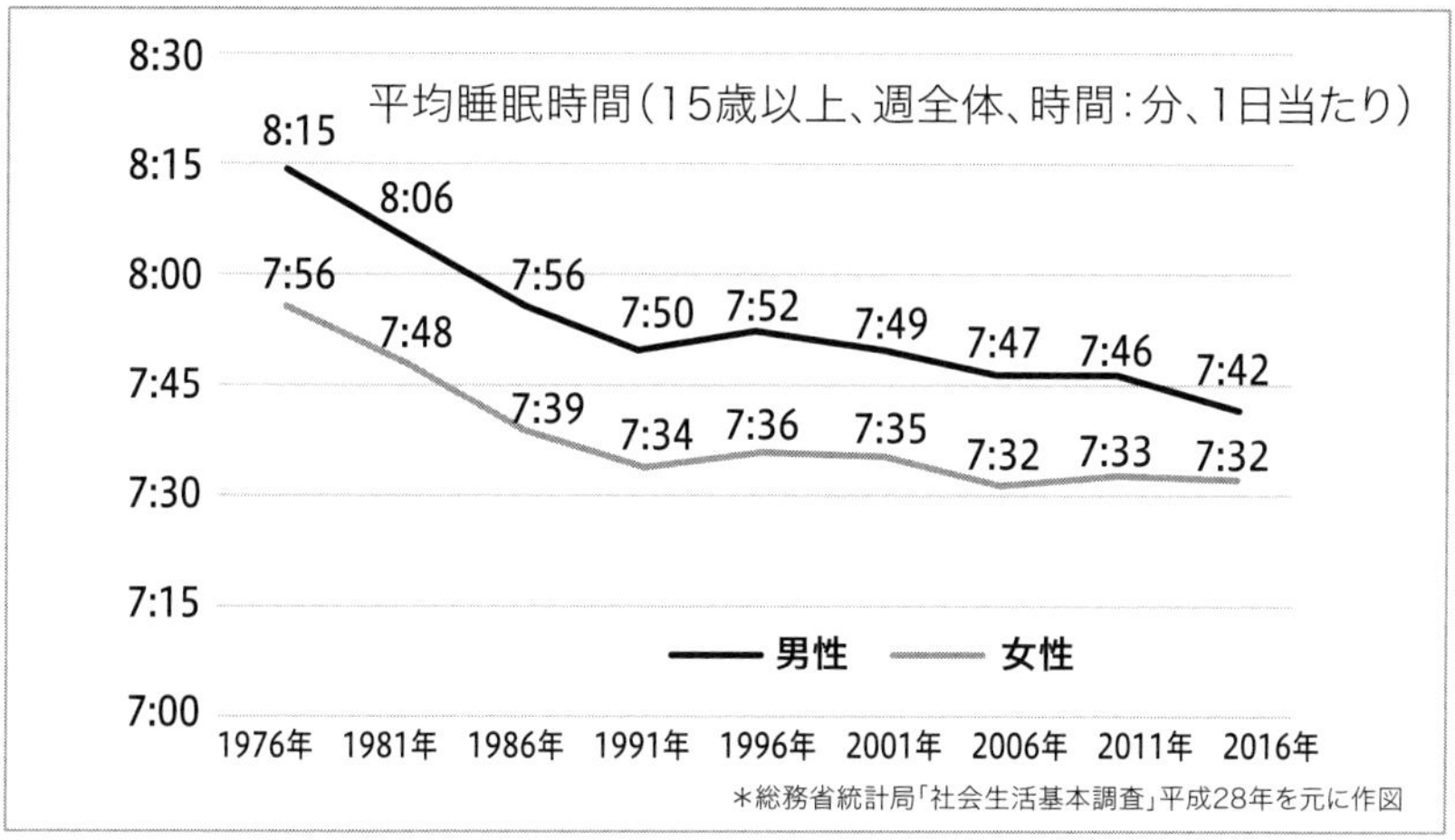

＊総務省統計局「社会生活基本調査」平成28年を元に作図

いることがわかります。

都市部の人の多くは、通勤ラッシュと睡眠時間のストレスが重なって、疲れていることでしょう。

③ スマホの使いすぎ

最近の傾向としては、IT機器の使用時間が格段に増えたことがあります。

特に**スマホは起きている間中手放さない**という人も少なくありません。しかも、寝る直前までSNSやメールなどでやりとりしていると、感情がゆさぶられて覚醒度が高まり、ブルーライトの影響も相まって眠りの質が低下してしまいます。

このように、**労働時間や通勤時間、スマホを使う時間、これらに個々の仕事効率などが加わって睡眠時間が足りなくなる**状況が生まれているのです。

「夜ぐっすり眠る」とはどういう状態？

そもそもぐっすり眠るというのは、どういう状態をいうのでしょうか？

それは、「深睡眠《しんすいみん》」がよくとれている状態のことです。

深睡眠の間は、途中で目が覚めにくくなります。

また、脳内に蓄積されたアミロイドβタンパク質などの疲労物質を取り除くだけでなく、体の機能を修復させたり、免疫力を高めたりする成長ホルモンの分泌が盛んに行われます。

そのため、**深睡眠の時間が長ければ長いほど、疲れがとれて病気になりにくい体になる**のです。

睡眠には、レム睡眠とノンレム睡眠という2種類の状態があります。

レム（REM）とは、睡眠中に起こる眼球の急速な動きのことで、これが起こる時間が**レム睡眠**です。**眠りに入る直前や起きる間際のうとうと眠っているような浅い睡**

睡眠の深さグラフ

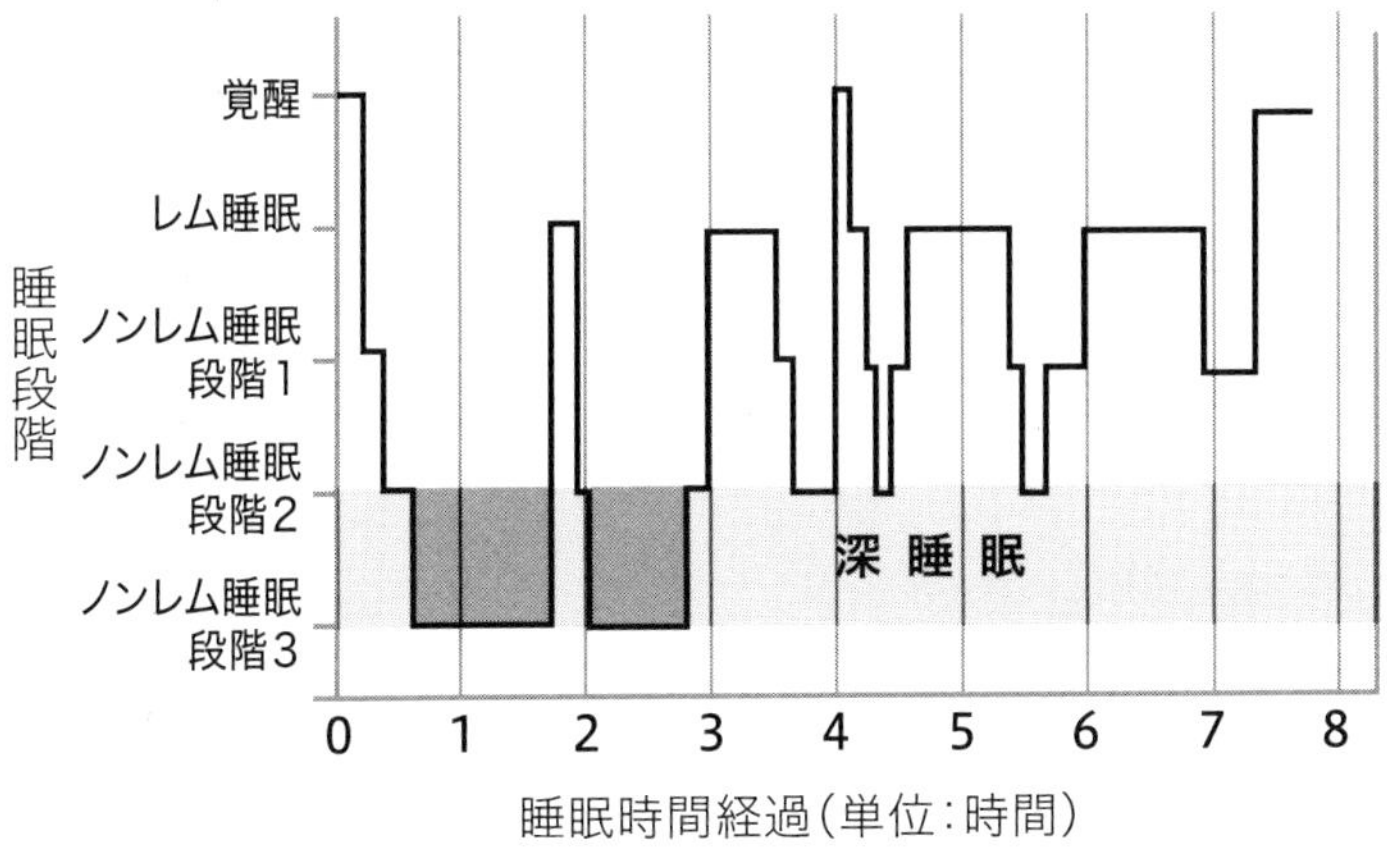

眠の状態です。

体は休んでいても脳は活発に動いていて、日中に得た情報の整理や定着を行います。さまざまな情報が脳内で整理されることによってストレスの解消効果もあります。眠りが浅いので、光や音などで目を覚ましやすい状態ですが、夢を見るのもこのレム睡眠のときだけです。

これに対し、**脳と体の両方が休んでいるのがノンレム睡眠**。眼球運動も穏やかになって、すやすやと深い眠りについている状態になっています。

ノンレム催眠は眠りの深さによって3つの段階に分かれていて、もっとも深い眠りのことを深睡眠といいます。

この深睡眠があるかないかが、睡眠の質を大きく左右するのです。

「よく眠れない」「寝ても疲れがとれない」は深睡眠不足が原因

32ページで説明したように、人間の体はもともと、レム睡眠とノンレム睡眠を繰り返しながら4時間以内に2回以上、深睡眠がとれるようになっています。

ところが、ぐっすり眠れない人は、なかなか深睡眠が訪れなかったり、訪れてもすぐに終わったりしています。

なぜそのような違いが生じるのでしょうか。

そこに大きく関係してくるのが、深部体温と自律神経です。

体の表面の温度である皮膚温に対して、内臓など体の内部の体温である深部体温は、一日を通して決まったリズムで変動しています。朝目覚めるところから上昇し始め、日中は高めのまま推移して夕方以降夜にかけて少しずつ低くなっていきます。

私たちの体は、もともと**深部体温が下がると眠くなる**という仕組みになっていますが、よい睡眠がとれない人は、この深部体温のリズムが乱れ、夕方のピーク時になっ

セロトニンとメラトニンの分泌量変化

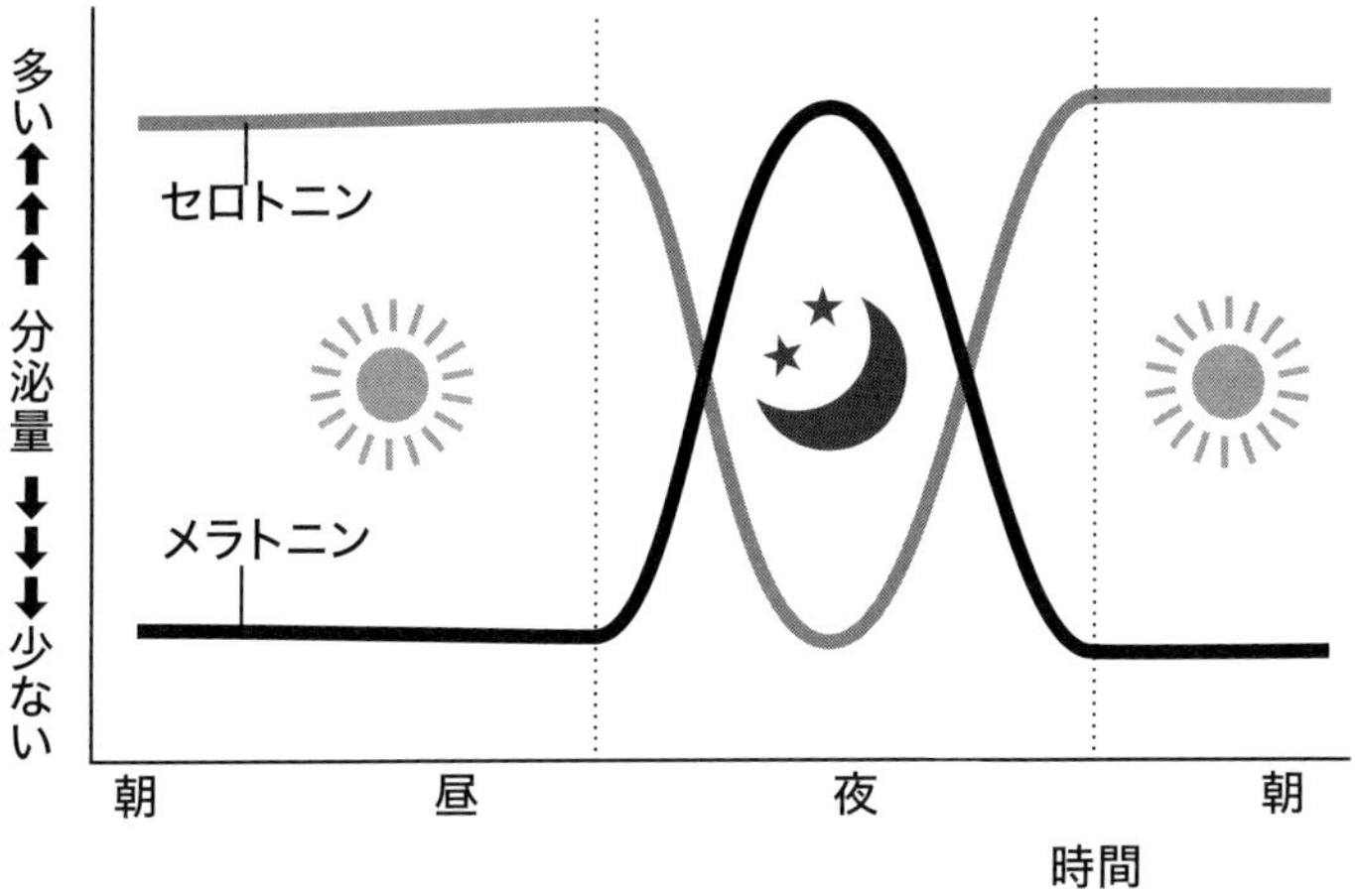

ても体温が上がらない、夜、布団に入る時間になっても体温が上がりきっていないという問題を抱えている可能性があります。

深部体温のリズムは、メラトニンという睡眠ホルモンの影響を受けています。

メラトニンは自律神経の安定を促し、深部体温を下げる働きをしますが、夜の睡眠時に多く分泌され、朝、目覚めて太陽の光を浴びると減少します。

夜にメラトニンが働くためには、朝きちんと光を浴びて、眠気を生み出すセロトニンという幸せホルモンが分泌される必要があります。

こうしたメラトニンとセロトニンのサイクルが繰り返されているため、私たちは夜になると眠くなり、朝になると目が覚めるのです。

眠り始めの4時間が何より大事

深睡眠のあるなしが睡眠の質に大きな影響を与えますが、さらに重要なのが、眠りについてから4時間以内に深睡眠がとれるかどうかです。

レム睡眠とノンレム睡眠のサイクルは、眠ってから朝まで4～5回ほど繰り返されますが、**もっとも深睡眠をとりやすいのは、ノンレム睡眠の最初と2番目**。これがちょうど眠り始めてから4時間以内に当てはまるのです。

この際に深睡眠がとれていれば、睡眠の質は十分高いといえるでしょう。反対に、眠りについてからの4時間で深睡眠がとれていなければ、いくら睡眠時間が長くても心身の疲労がとれず、目覚めもスッキリしてきません。

睡眠時間は十分足りているはずなのに、眠りが浅くてスッキリしないという人は、自律神経が乱れている可能性もあります。交感神経が優位で体が緊張したままだと、うまく寝つけず、ぐっすり眠ることができないのです。

深部体温と眠気のリズム（イメージ図）

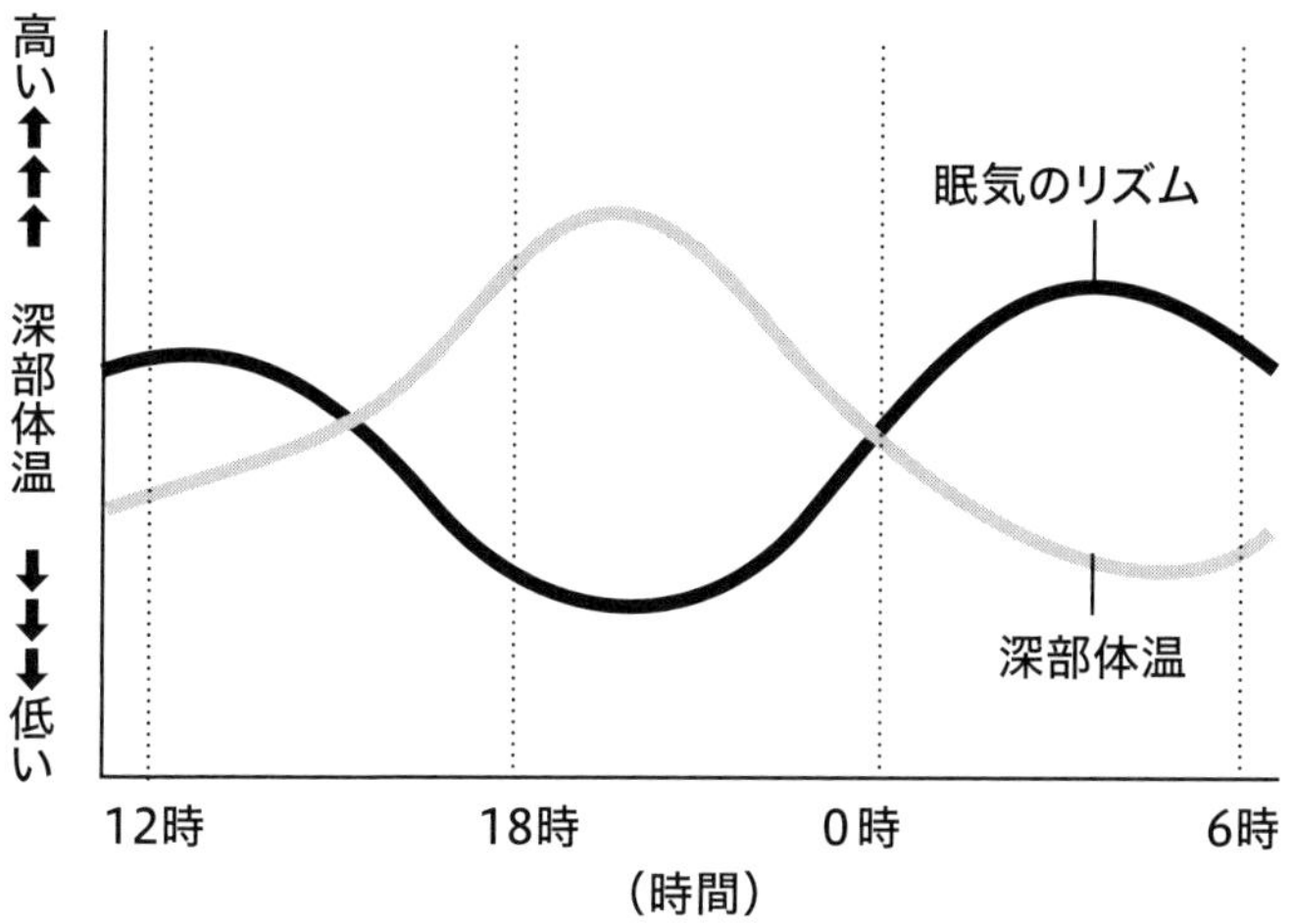

また、目覚めてもなかなか疲れがとれずにボーッとした状態が続くことを「睡眠慣性」といいます。スッキリ目覚められていないので、疲れが残って体がだるいと感じるのです。

人の体には、上のグラフのように**深部体温（内臓など、体の深い部分の体温）が上がると活動が活発になって下がると眠くなる**という仕組みがあります。深部体温は夕方をピークに下がっていき、夜に眠気が訪れますが、このリズムが狂うと、睡眠の質がどんどん悪くなります。

忙しくて睡眠時間がしっかりとれないなら、睡眠の質を高めるしかありません。そのために、睡眠周期の最初に訪れるノンレム睡眠のときに、どれだけ深く眠れるかに力を注ぎましょう。

眠りの終盤にくる「レム睡眠」がストレスを激減させる

睡眠時間が十分にとれていれば、身体的な疲労が回復できるばかりか、ストレス解消の効果も出てきます。

睡眠には前述のとおり、眠りが浅くて体が休んでいるのに脳は動いている状態のレム睡眠と、眠りが深くて体と脳の両方が休んでいる状態のノンレム睡眠があります。

このうち、**体の疲労回復効果が高いのは、体も脳も休むノンレム睡眠のとき**。

ところが、**ストレス解消の効果があるのはレム睡眠**のほうで、その状態にある時間を十分に確保するには、短時間の睡眠では足りません。レム睡眠の状態は、一晩の睡眠の後半になればなるほど長くなっていくからです。

レム睡眠の状態になった脳では、その日に得た情報の整理と定着が行われます。ストレスに対する処理もレム睡眠の中で行っていますが、体の疲労を回復するよりも時間がかかります。

レム睡眠とノンレム睡眠の繰り返しが理想

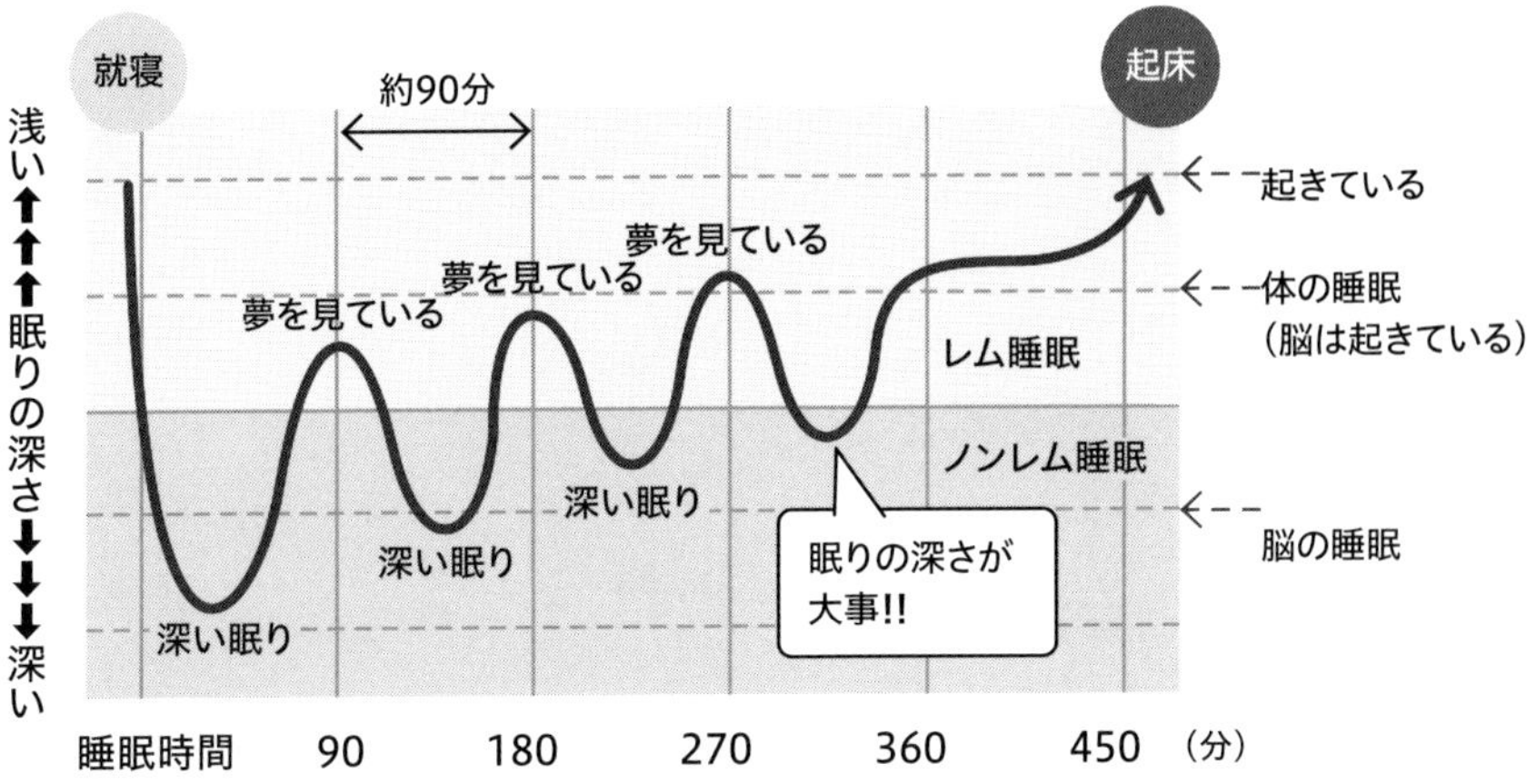

そのためには、7～8時間ぐっすり眠る必要があります。

なお、ノンレム睡眠の中で得られる深睡眠のうち、段階3は徐波睡眠と呼ばれ、脳波がゆるやかな波になる状態。脳の大脳皮質を冷却させる時間であり、疲労回復のために欠かせません。

徐波睡眠は眠ってから最初の30分～1時間後と、2～3時間後に現れるため、そのあとから深睡眠になります。

したがって、最初の4時間以内に深睡眠がとれるかどうかが大事になるわけです。

質のよい睡眠とは、適切な睡眠時間をとったうえで、徐波睡眠を得られること。レム睡眠とノンレム睡眠が交互に切り替わり、だんだんと眠りが浅くなる朝方に自然な目覚めに向かうのです。

長時間睡眠＝体にいいというわけではない

睡眠不足が健康に悪いことは、誰でもわかっていることでしょう。7〜8時間ぐっすり眠ることが大事だと、すでに書いたとおりです。

その一方で、眠りすぎもよくありません。この眠りすぎについてはあまり認識していないという人は多いようですが、**「寝れば寝るほど健康になる」と考えるのは大きな間違い**です。

眠りすぎてしまったときに、目が覚めると頭痛がして頭がクラクラしたことはありませんか？

これは二日酔いのような状態なので「睡眠酩酊」とも呼ばれ、時差ぼけのときにも同様のことが起こります。

昼になってから起きたとしても、脳は起きた時間を朝と認識してしまうので、体内時計のリズムが狂って現れるのです。

長時間睡眠も死亡リスク増加!?

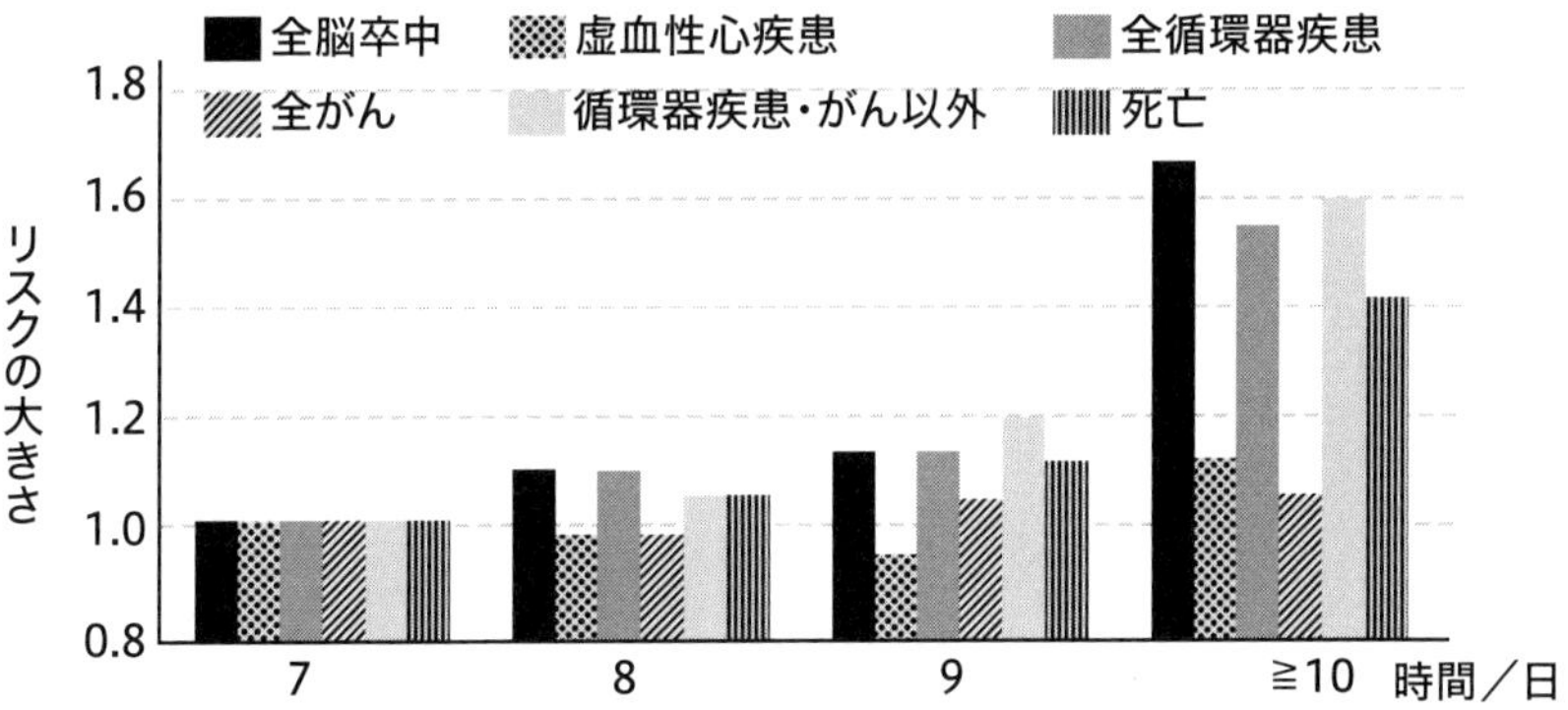

この調査は男女約11万人を約15年間追跡調査し、睡眠時間と循環器疾患及びその他の死亡との関連について調べたもの。上は、男性41,489人について7時間睡眠と長時間睡眠の死亡リスクを比較したグラフ。

出所：JACCウェブサイト　池原賢代「睡眠時間と循環器疾患死亡」より改変

頭痛だけでなく、長時間同じ姿勢で寝ているために血行不良になって、肩や背中のだるさを感じたり腰痛を起こしたりすることもあります。

上のグラフは、睡眠時間と死亡との関連性を調べた研究結果です。**10時間以上に及ぶ長時間睡眠の人は、7時間睡眠の人に比べて死亡リスクが増加**しています。

男性は全脳卒中で1・7倍、全循環器疾患で1・6倍になっているほか、どの疾患でも増えています。女性も全脳卒中で1・7倍、全循環器疾患で1・5倍になっています。

長時間睡眠と死亡リスクとの因果関係は、現時点ではまだ不明ですが、眠りすぎが体によくないことは間違いなさそうです。

日中ボーッとしてしまう人は、「隠れ不眠」の可能性も

慢性的な睡眠不足に陥っていると、体の不調を感じてしまうことがあるかもしれません。借金のように積み重なって蓄積された睡眠不足を「**睡眠負債**」といい、**増えていくと、免疫力の低下だけでなく、あらゆる不調を引き起こす原因となります**。また、集中力が低下してつまらないミスをしてしまうなど、パフォーマンスが著しく落ちるおそれもあります。

睡眠不足が原因で、自分が本来もっている能力を生かせなくなっているとしたら、とても大きな損失になります。

このような「出勤しても、頭や体の不調のために本来発揮されるべきパフォーマンスが低下している状態」をプレゼンティーイズム（疾病就業）といいますが、この状態によって出ている日本の経済損失は、実に１３８０億ドル（約20兆円）に達しているともされています（米・ランド研究所　２０１６年発表）。

日中もボーッとしてしまう

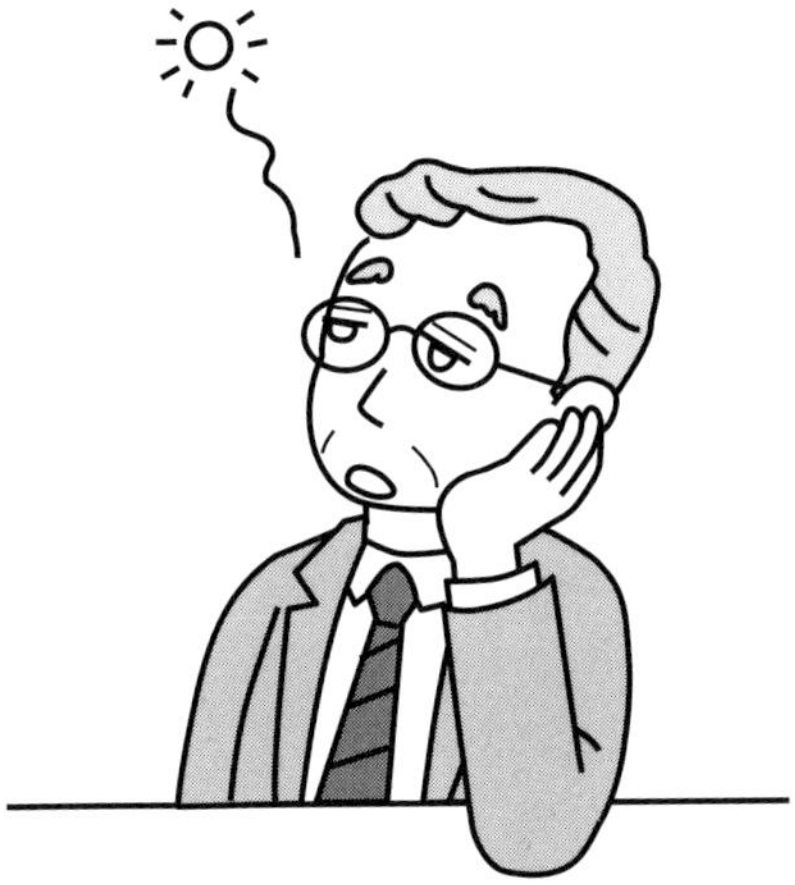

寝起きだけでなく、日中もボーッとしてしまうのは隠れ不眠かも

このプレゼンティーイズムの原因として、肩こりや腰痛、頭痛、胃腸の不調、軽度のうつ状態、花粉症などのアレルギーなどが挙げられます。

これらの原因のほとんどは、いずれもぐっすり眠れることで改善が期待できるのです。

ぐっすり眠るためには、最初の4時間以内で深く眠る深睡眠が大事ですが、たとえ本人が十分に寝ているつもりでも、**仕事やプライベートの忙しさから生活リズムが乱れて、睡眠の量どころか質まで足りなくなっている可能性もあります**。

そんな「隠れ不眠」の人はたくさんいるはずです。

ぐっすり眠るための習慣を身につけて、眠気がとれずにボーッとした状態をなくしてパフォーマンスを上げましょう。

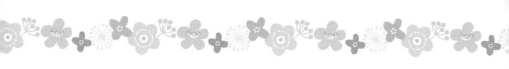

年齢に関係なく、不安を抱えていると早起きになる

「歳をとると早起きになる」という話を聞いたことはありませんか?

実際に、中高年に「若い頃より早起きになったかどうか」を聞いたところ、早起きになったと答えた人が7割以上いたという調査があります。

どうして人は、歳をとるとともに早起きになるのでしょう。

第一に考えられるのは、**日中の活動量の低下**です。

起きているときにあまり活動しなければ疲労は少なくなります。すると、脳の回復のために必要な時間も短くてすむようになります。

特に、仕事をしなくなると社会的な活動量が大幅に減って眠りが浅くなったり短くなったりします。

第二の要因として挙げられるのが、**脳の老化**です。

高齢になればなるほど人はノンレム睡眠の状態に入りにくくなります。また、スムー

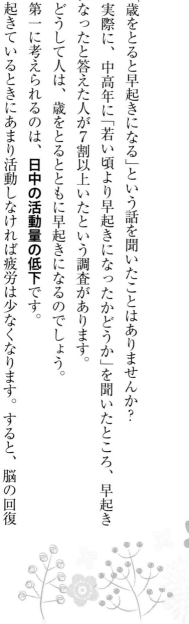

睡眠時間と年齢

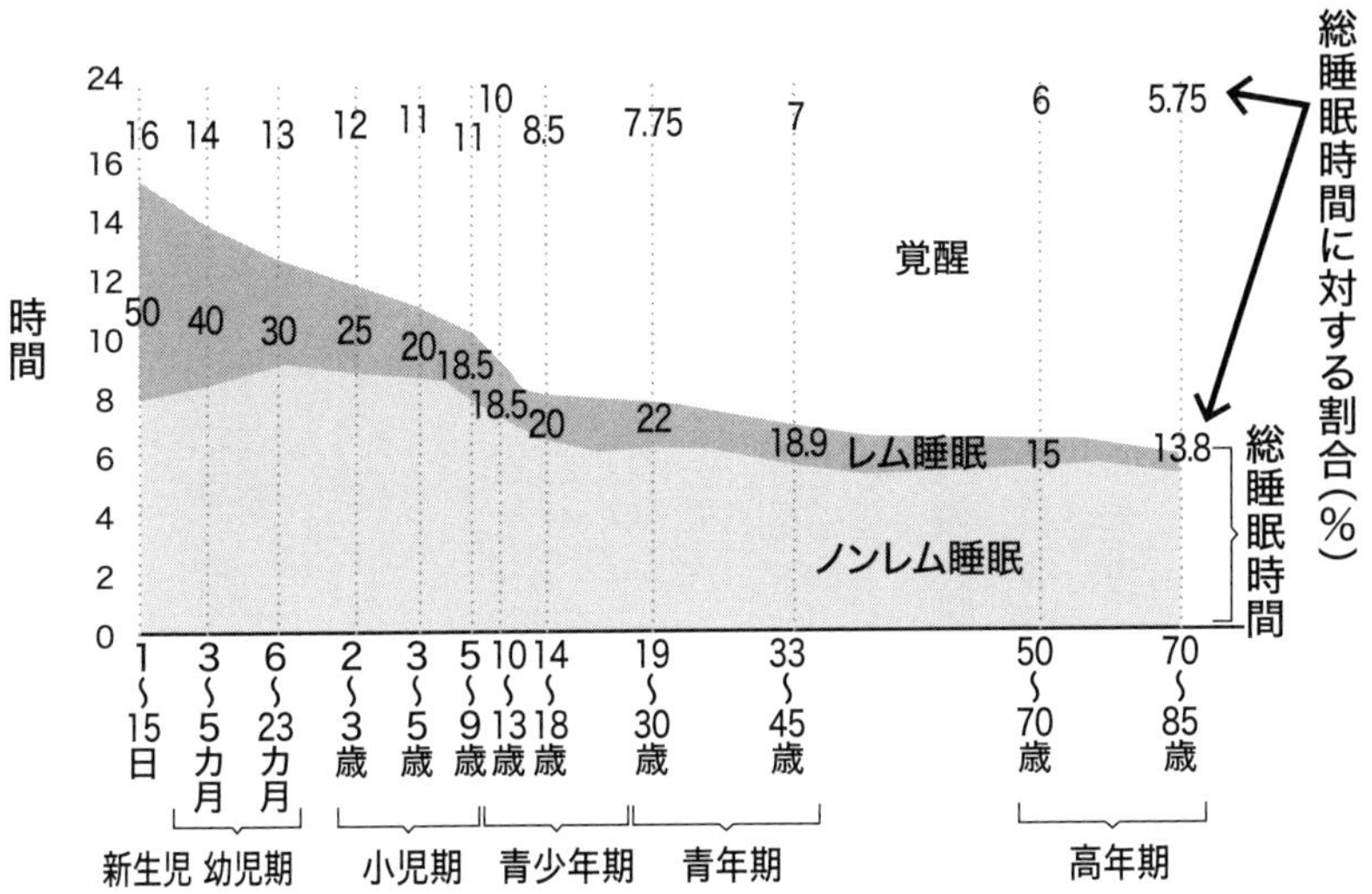

出所：Roftwargetal. 1966より改変

ズな睡眠を促すメラトニンの分泌も加齢とともに減少していきます。

つまり、脳の働き具合が変わることで、脳のリズムが変化していくのです。

もう1つ、**将来的な不安などによって起こるストレスも、早起きの誘因**となり得るでしょう。

睡眠のリズムが変わって眠りが浅くなると、ちょっとした刺激でも目が覚めやすくなります。少しの物音や温度変化だけでも目が覚めてしまい、中途覚醒や早朝覚醒が起こったりするのです。目が覚めてトイレに行ったあと眠れなくなり、結果的に早起きになってしまうこともあります。

このようにメンタルを安定させることは、ぐっすり眠る上で欠かせない重要な要素といえるのです。

夜中、何度もトイレに起きてしまう理由

夜中にトイレに行くために何度も起きたりすることはありませんか？その回数が多ければ、夜間頻尿を疑ってみたほうがいいかもしれません。

夜間頻尿は、歳をとるとともに頻度が高くなり、睡眠に悪い影響が出てしまう症状です。日本泌尿器科学会によると、40歳以上の男女の7割（約4500万人）が、夜間に排尿するために1回以上起きるとされています。

健康的な人でも夜間頻尿になることがあります。その場合は、**多尿と膀胱容量の減少によるものがほとんど**です。

夜、多尿になるのは、体内時計が狂うことから起こります。体内時計が正しく動けば、夜になると抗利尿ホルモンが多く分泌されて尿をつくるのを抑えてくれます。しかしながら体内時計が狂うと、抗利尿ホルモンの分泌が抑えられ、夜中でも日中と同じように尿がつくられるので、トイレに起きるようになってしまうのです。

夜中に何度もトイレに起きてしまう

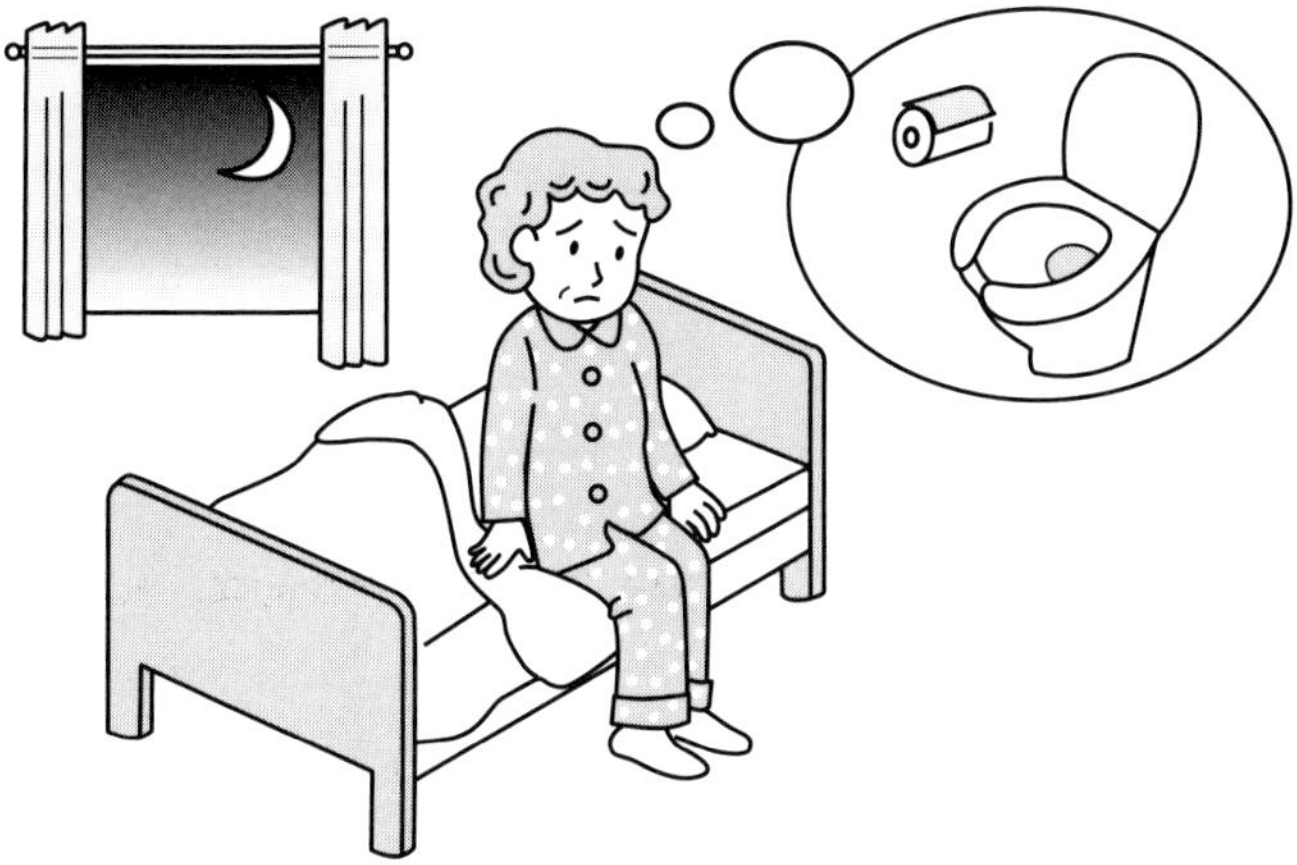

夜間頻尿は中途覚醒の原因の1つ

また、高血圧のほか、うっ血性心不全や心機能障害などという疾患で多尿になることもあります。

さらに、睡眠時無呼吸症候群による自律神経失調症によっても夜間頻尿が起こることがあります。睡眠時無呼吸症候群とは、眠っている間に呼吸が10秒以上止まったり止まりかけたりする状態が起床するまでに何度も繰り返される病気で、重度の症状になると突然死のリスクも高くなります。**目が覚めたときにのどがカラカラになっていたり、家族にいびきがうるさいとよく指摘されたりする人は注意が必要**です。

加齢が主な原因の夜間頻尿は生活習慣の改善でもある程度解消できますが、病気が原因の場合は基礎疾患の治療が欠かせないので、必ず医療機関を受診しましょう。

睡眠に影響する自律神経も整えよう

深部体温と同様に、自律神経の乱れも睡眠に大きな影響を与えます。

自律神経は、各臓器の働きや血圧、呼吸、代謝など、心身すべての活動を24時間休むことなく調整している、私たちが生きていくうえで欠かせないものです。

自律神経には交感神経と副交感神経の２種類があり、それぞれまったく異なる働きをしています。交感神経は、日中の仕事中や、緊張やストレスを感じるときなどに活発に働きます。一方、副交感神経は、休息やリラックスしているとき、特に眠っているときに活発に働き、体や脳を回復させています。

夕方から夜になるにつれ、リラックスして副交感神経が優位に働くようになると、人は自然と眠りやすい状態になります。

ところが、今は遅い時間まで仕事などに追われる人が多く、ストレスを感じながら、交感神経優位な状態のまま夜を迎えています。これでは、寝る時間が来て布団に入っても、すぐに眠れるはずがありません。

今の生活スタイルをすぐに変えることは難しいかもしれませんが、それでも、夜にストレスや緊張から解放され、交感神経の働きを少しずつ鎮めて副交感神経を働かせることは重要ですので、できることから始めてみてください。

理想的な自律神経の1日のリズム

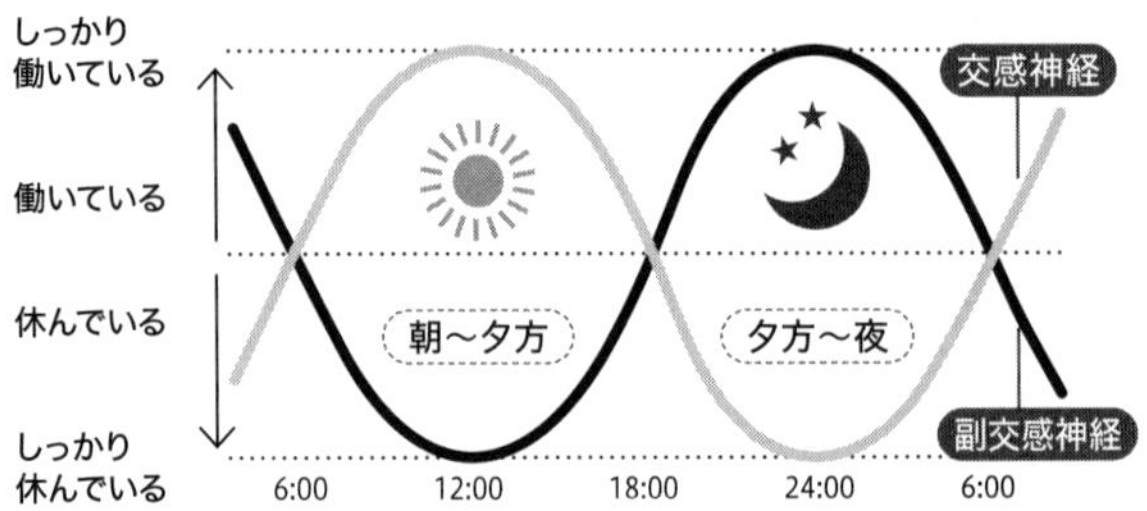

理想的な自律神経のリズムは、昼間に交感神経が、夜に副交感神経がしっかりと働く状態。しっかり働かずに、中途半端に働くだけなら、自律神経全体の乱れにつながってしまう。

Part 3

不眠解消のために自分でできること

寝つけない4つの原因を知っておこう

不眠といっても、たまに眠れない程度ならまだ大丈夫ですが、眠れない日がしょっちゅう繰り返されるようになると、ことは深刻です。原因を見つけ、早めに対処して改善しないと大ごとになってしまいます。

寝それではあなたが寝つけない原因はどこにあるのでしょうか。

大きく分けて、**「身体的原因」「精神的原因」「生理的原因」「環境的原因」の4つ**がありあります。左ページの表にまとめたので、自分に当てはまるものがないか、探してみてください。

身体的原因には、50代で有病率が上がる睡眠時無呼吸症候群、夜間頻尿の原因となり得る前立腺肥大症もあります。さらに、精神的原因としては、仕事のストレス、家族の心配ごとなど、自身の体調に対する不安だけでなく、今後への不安などが大きくなっていることもあるでしょう。

寝つけない4つの原因

身体的原因	眠りについているときに、病気の症状が出現することによって寝つきが悪くなるケースがある。症状は、呼吸器疾患によるせきや発作、レストレスレッグス症候群（むずむず脚症候群）からくる不快感、高血圧による胸の苦しさなど。降圧剤や抗がん剤などの薬の副作用によって不眠になることも。
精神的原因	ストレスは心理的な緊張状態を引き起こして交感神経が優位になり、脳は興奮した状態になって寝つきを悪くする。うつ病などの精神疾患も寝つきの悪さの原因となる。
生理的原因	体内時計が乱れると寝つきが悪くなる。昼夜逆転の生活をしている人は、体内時計が乱れているおそれがある。寝る直前の刺激物摂取も原因の1つ。カフェイン、タバコのニコチンには覚醒作用があるので、眠れなくなることも。
環境的原因	睡眠はとても繊細な身体活動なので、音や光、気温にも影響される。寝具が自分に合っているかどうかも同様。

この4つに加えて、薬理的原因として、服用している薬の副作用や、飲酒、喫煙、カフェインの摂取の習慣も挙げられます。

こうした原因から寝つきの悪さが深刻な状況になり、日常生活や働くうえで影響が出るようになったら、ためらわず医療機関を受診してください。睡眠の不調が1カ月以上続き、改善しようとしてもまったく改善されないというタイミングが受診の目安となります。

睡眠障害で通院したいときには、睡眠専門医がいる病院がベストですが、近くにいなければ、内科を受診してください。睡眠障害に気分の落ち込みなどが関係している場合は心療内科、睡眠時無呼吸症候群など呼吸に関する不眠であれば呼吸器内科、耳鼻咽喉科が対応してくれます。

「ちゃんと眠るために」深部体温を下げることが大切

37ページで、深部体温が下がると眠気が起きると述べましたが、もう少し詳しく説明しましょう。

深部体温は、朝目覚める頃から上がり始め、日中起きているときには高い温度を保って体の活動を維持しています。そして、夕方にピークを迎えたあと、夜にかけて下がり始め、睡眠中は低めの温度になります。

そもそも**睡眠は、昼間に目いっぱい活動して疲れた脳と体が限界を迎えないように、脳の温度を下げて休ませるためのもの**です。

したがって、人間の脳には体温が下がると眠くなるという性質があります。

つまり、夜、眠るタイミングで深部体温をスムーズに下げられるかどうかが、よい眠りを得られるかを左右しているのです。

左ページのグラフを見ると、深部体温は夕方にピークを迎えてから徐々に下がり始

深部体温の低下と眠りの関係

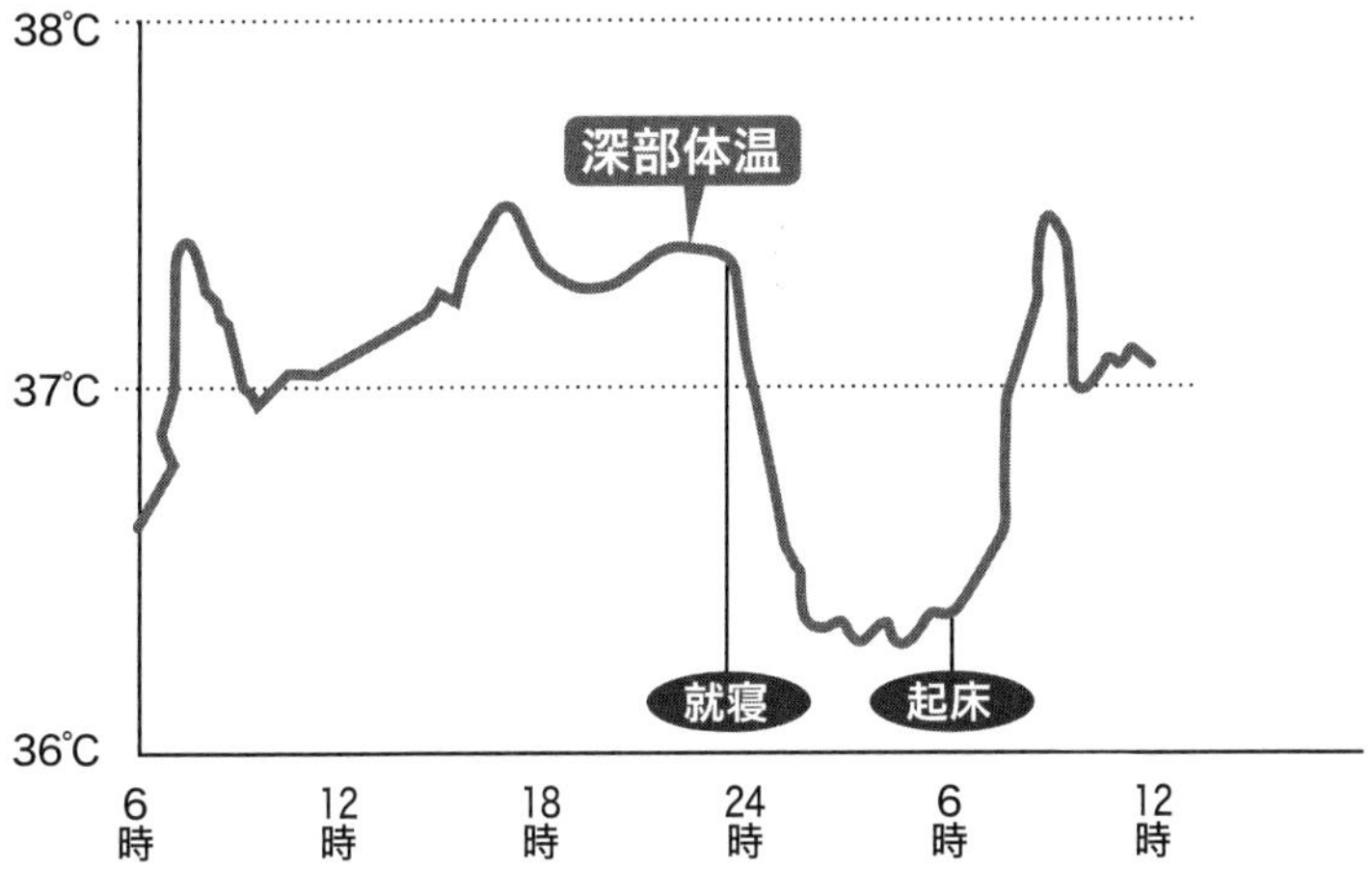

＊深部体温が下がると眠気が生じ、眠ると深部体温が急激に下がる

め、眠りに入ると1℃程度急激に下がっていきます。そして、睡眠中の夜中はそのまま低く、明け方にかけて再び上がり始めることで目が覚めるようになっているのです。

ところが、不眠に悩んでいる人の中には、こうした深部体温の高低差がついていないケースも多く見られます。**深部体温の高低差がつかず、そのため眠気がなかなか訪れないからこそ、意識的に深部体温を上げることが必要になってくる**のです。

そのためにおすすめしたいのが、適温のお湯に入ること。

お湯に入ると、入らないときに比べて深部体温が上がります。一度入浴によって深部体温を上げておくと、その後時間が経って深部体温が下がってきたときに、眠気も誘発されやすくなるのです。

寝る2時間前にお風呂に入り意図的に深部体温の上げ下げをしよう

眠気は深部体温の低下につれて訪れますが、この変動には、深部体温が下がる直前にいったん上げると、そのぶん深く下がっていくという特徴があります。

とすれば、**就寝時間に合わせて深部体温を意図的に上げて下げるようにすれば、眠りやすくなる**ということになります。

入浴が深部体温の上昇に効果があるのはすでに述べたとおりですが、眠りたいという時間から逆算して、1時間半から2時間前に入浴すれば、深部体温の上げ下げをコントロールできるということです。

湯船につかって体を温める入浴によって深部体温を最大に引き上げ、そこから1時間半から2時間後に寝る態勢を整えて布団に入れば、心地よい眠気が訪れるでしょう。

なお、**熱いお湯に短時間つかるより、ぬるめのお湯にゆっくりつかるほうが効果的**です。最低10分はお湯につかるようにしてください。忙しくて入浴時間が確保できな

ゆったりお風呂で深部体温を上げる

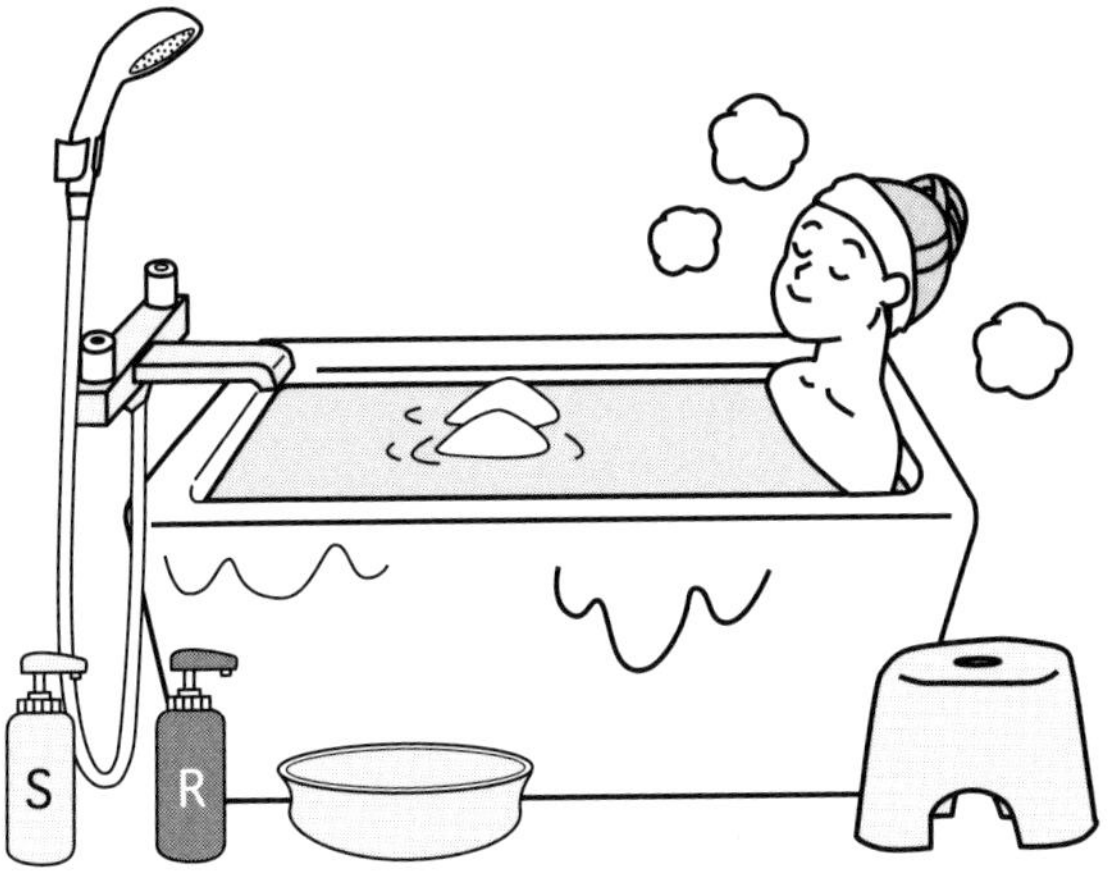

10分は湯船につかりたい

い人は、発泡性の入浴剤を入れても、効率よく深部体温を上げられます。

夏場など、汗だくで帰宅して、夕食の前にお風呂に入ってしまうこともあるかもしれません。そんなときは深部体温を上げるため、2度目の入浴をしてもいいでしょう。例えば、18時に帰宅し、すぐにお風呂に入って夕食を食べたとしても、24時に寝ようと思っていたら、22時過ぎにもう一度入浴するのです。

どうしても時間がとれない人、ケガなどで入浴できない人などは、もちろんシャワーでもかまいません。

シャワーヘッドを固定し、首の後ろに少し熱めのお湯を10分ほど当て続けると、深部体温の上昇を促せる可能性は十分にあります。

あお向け大の字姿勢で体の熱をうまく放出させよう

睡眠の質を上げるためには、眠りに入るときにも深部体温を調整して下げることを意識した姿勢をとることが大切です。

そこで**おすすめしたいのが、あお向け大の字姿勢で寝ること**。体が圧迫されないので血行がよくなり、手足の先からスムーズに熱が放出され深部体温が下がります。**手足を上下左右に広げて広く体を支えるので、体に熱がこもりにくくなる**のです。

逆に、手足をくっつけた姿勢で寝ると、わきやまたに汗をかきやすくなり、熱がこもって深部体温が下がりにくくなります。

眠っている間は姿勢が崩れてしまうかもしれませんが、眠り始めはできるだけ大の字姿勢を心がけてください。足元にクッションを敷き、少し足を上げて寝ると、血行がよくなります。

さらにあお向け寝は、胃酸の逆流といった消化管のトラブルも起きにくくなります。

あお向け大の字姿勢で寝よう

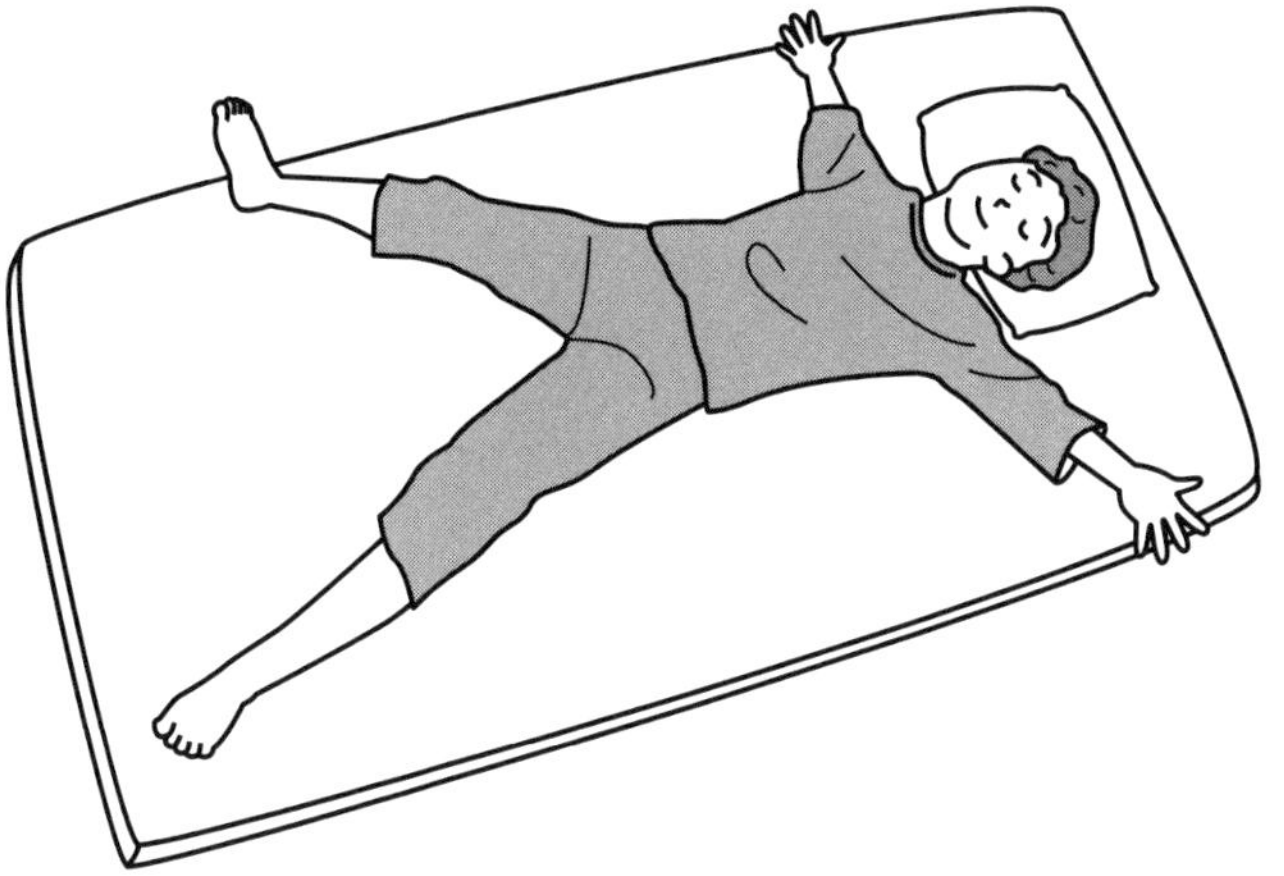

手足を広げて寝ると、体に熱がこもりにくくなる

ただし、**いびきをかきやすい人、睡眠時無呼吸症候群の人やその兆候が見られる人は、あお向けだと気道が狭くなりやすいので、横向きで寝るほうがいい**でしょう。呼吸が楽になる姿勢をとることを何よりも意識してください。

いびきは、のどや鼻などの気道が狭くなっているところを空気が強引に通ったときに音が出るという物理的な現象です。

舌やのどちんこ（口蓋垂《こうがいすい》）の大きい人、扁桃腺が腫れやすい人、生まれつきあごの骨が小さい人などは、気道が狭くなりがちでいびきをかきやすくなっています。そこに肥満が加わると、より顕著になります。

いびきは、気道を広げたり、狭くならないように対策することで、完全に治らなくても必ず症状は改善されるはずです。

寝る直前はオレンジ色の光でリラックスさせよう

自然な眠りを誘う作用をもっているメラトニンは、夕方から暗くなってくると分泌が始まり、暗くなればなるほど分泌が進みます。

眠りに悩みを抱えている方は、夜中にコンビニなど、1500～1800ルクスの光がある、照明が明るい場所に長くいるのは避けたほうがいいでしょう。

夕食をとってからテレビやスマホを見るときは、ブルーライトカットの眼鏡をかけるか、ブルーライトカットモード（ナイトモード）に切り替えて使ってみてください。

光の色も睡眠と関係してきます。

リラックスできるのは、一般的に色温度の低い色です。**暖かみのあるオレンジ色であれば心地よい眠りに導いてくれる**でしょう。

眠りにつく直前には、暖色系の明かりに切り替えてみてください。

睡眠に入ってからは、部屋を真っ暗にして寝るのが理想的です。

オレンジ色の明かりで寝るとリラックスできる

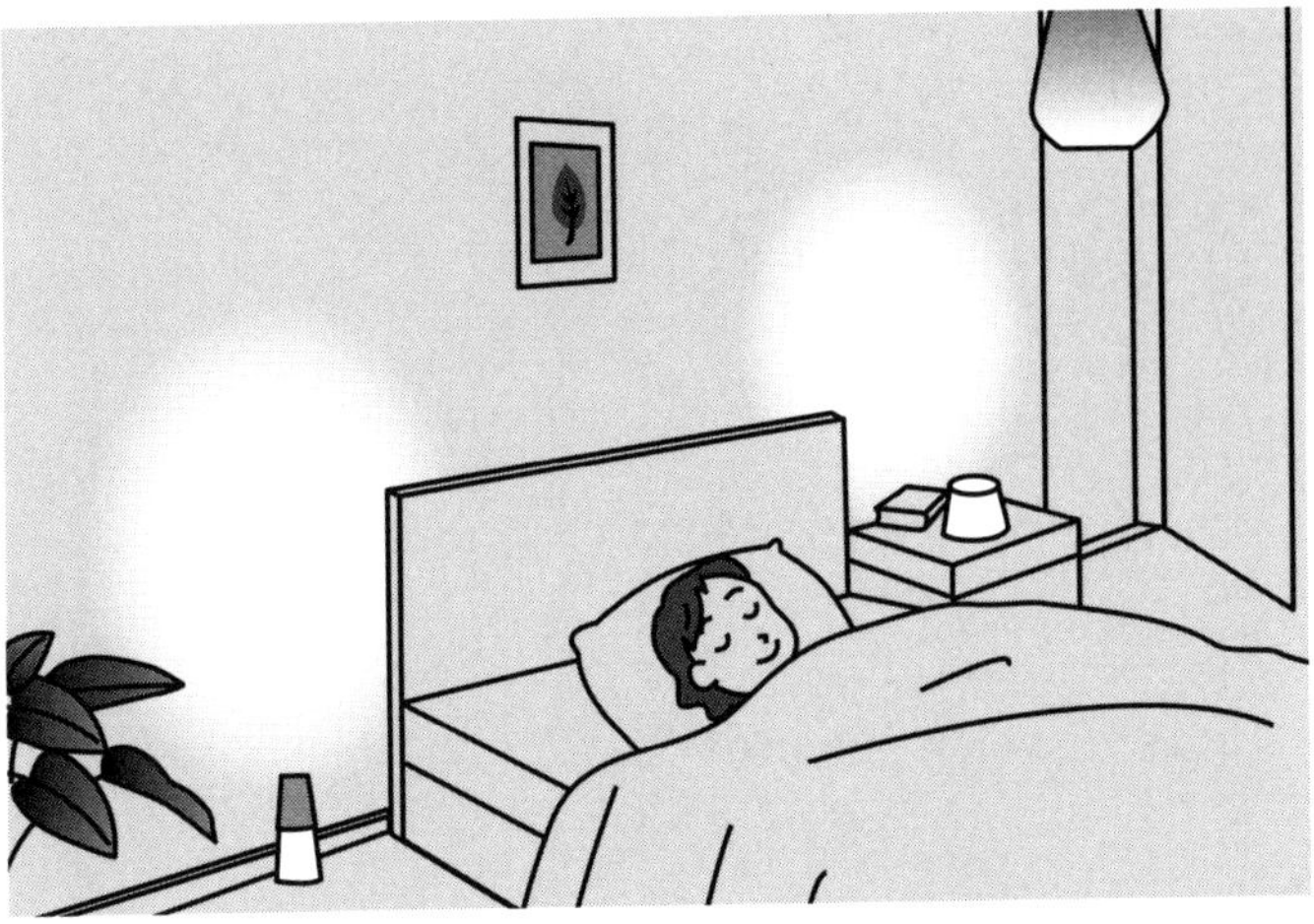

眠るときには真っ暗にするのが理想的

明るい環境では、身体機能を活発化する交感神経が刺激されて目が覚めますが、照明をつけない環境では、お休みモードを促す副交感神経が優位になります。

それでも、暗闇が怖いという場合、我慢して暗くしても不安を抱えてしまい、寝つきが悪くなるおそれがあります。

さすがに枕もとで読書灯をつけて寝ると睡眠の質に影響が出ますが、スムーズに眠れるようであれば、常夜灯や豆電球、間接照明などをつけた状態で寝てもそれほど問題はないでしょう。

ちなみに、「眠れないときは羊の数を数えるといい」といわれたりしますが、はっきりした根拠はありません。「Ｓｌｅｅｐ」と「Ｓｈｅｅｐ」が似た発音だったことから英語圏で始まったともされています。

体内時計を狂わせないようにしよう

私たち人間だけでなく、地球上に生存するすべての生物には、生まれながらに「体内時計」というものが備わっています。

これは、**ある時間帯にはこのようなことがしたいと体が本能的に欲する、約24時間周期のリズムのことで、サーカディアンリズムと呼ばれます。**

夜になると眠くなり、朝になると目が覚めるのは、このサーカディアンリズムに起因しています。自律神経の働きや体温の変化、ホルモンの分泌などもサーカディアンリズムに基づいているのです。

太陽の光は、このリズムを毎日リセットして調整してくれます。サーカディアンリズムの周期は地球の自転周期より少し長いので、これがリセットできないと、就寝時間がどんどん後ろにずれていってしまいます。

人間の体内時計のリズムからいうと、**ふだんの生活でもっとも眠くなる時間帯は、**

体内時計で脳が活発化する

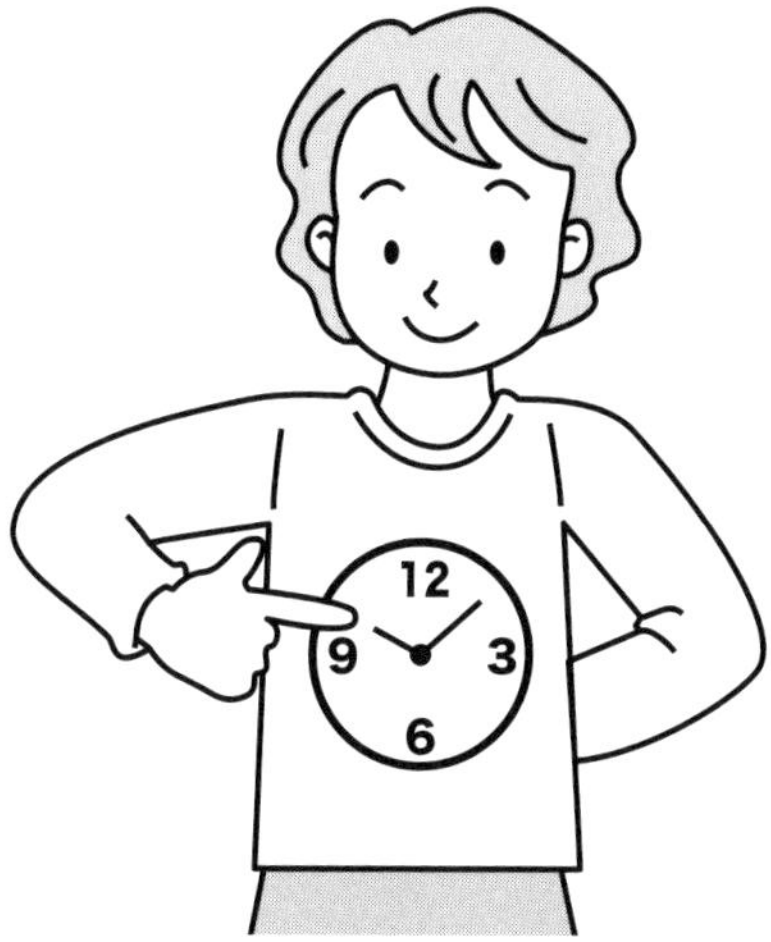

眠るべき時間には寝るという習慣を守ろう

14時と夜中の2時前後です。

そこから逆算すると、**眠りにくい時間は、脳が活発に働く10時ごろからお昼近くまでと、18時から22時ごろになります。**

こうした時間帯を専門用語では「睡眠禁止帯」「覚醒維持帯」などと呼びますが、この時間帯に眠るのはけっして好ましくはありません。睡眠に悩みをもっている方は、人間が本来もっている体内時計を大切に生活してみてください。

また、寝る前にスマホやパソコン、テレビなどを見ると、画面から発生するブルーライトが脳の松果体《しょうかたい》という部位を刺激して、睡眠ホルモンの1つ、メラトニンの分泌を抑制します。これが体内時計を狂わせ、眠りたいのに眠れない状態をつくり出してしまうので注意しましょう。

電車でうとうとしても我慢しよう

みなさんは電車やバスで座っているとき、つい、うとうとして眠ってしまうことはありませんか？

眠くなるのは、耳の奥にある前庭《ぜんてい》器官が感じる「前庭感覚」が影響しているとされています。

前庭感覚は重力やスピードなどから頭の傾きや体のゆれを感知する感覚で、上行性《じょうこうせい》網様体賦活系《もうようたいふかつけい》と呼ばれる脳の神経系統に刺激を与えます。体が大きくゆれると強い刺激を与えて脳を目覚めさせる反面、小刻みなゆれだと与える刺激が弱くなり、脳の目覚めを促しません。

電車に乗っているときに感じるゆれはリズミカルで小さいため、上行性網様体賦活系の働きが弱まり、**眠気を感じるようになる**のです。

東京工業大学の伊能敦夫教授（当時）が２０１５年に発表した研究結果によれば、

電車でうとうと寝はしない

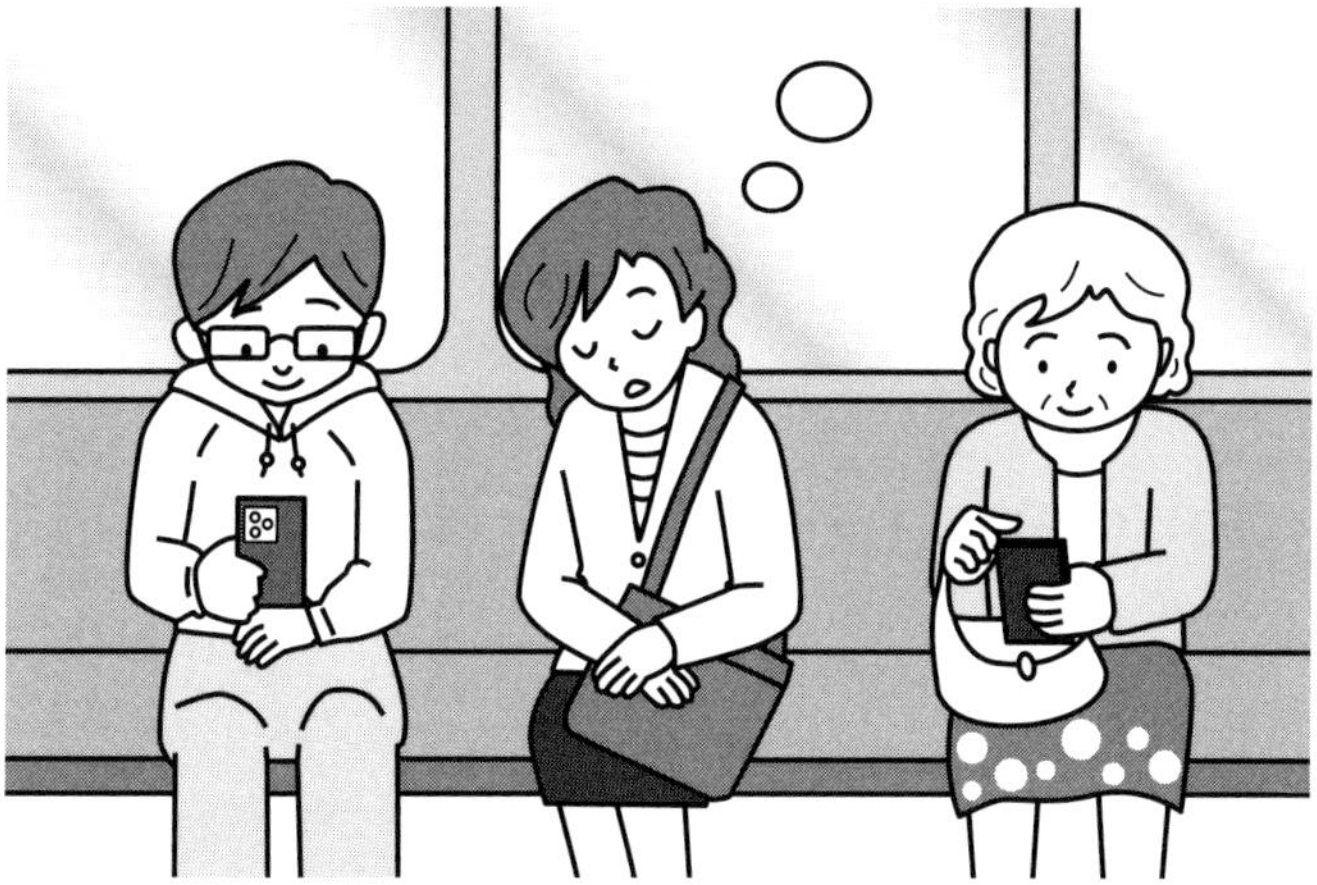

帰りの電車で居眠りをすると、夜眠れなくなる可能性も

周波数が1ヘルツのゆれ方になる区間でひときわ眠気が生じやすくなることがわかっています。これは1秒間に1回程度とゆりかごに収まったときと同じようなゆれとなるので、周囲の雑音にかかわらず電車の中でも心地よく眠ることができるのです。

しかしながら、**どんなに心地いいからといっても、寝ようとしたり、座ってからすぐに目を閉じて眠る態勢に入ったりするのはおすすめできません**。

それが仕事帰りの電車なら、ふだん活動している時間に眠ってしまうと本来眠るべき時間帯に眠気が訪れない可能性が高くなるからです。

せめて帰りの電車だけでも居眠りをしないよう我慢しましょう。そうすることが睡眠の質を高めることにつながるはずです。

休日に寝だめのしすぎはNG!ブルーマンデーの大きな要因に

ブルーマンデー症候群という言葉があります。これは、土日休みの会社員に使われることが多く、月曜日が近づくにつれてゆううつになる心理状態を表しています。その原因は、曜日のせいだけではなく、週末の夜ふかしや寝坊による生活リズムの乱れから生じているといわれています。

平日の寝不足を週末に取り戻そうと寝だめしても、あまり効果はありません。また、長時間眠ると、脳の血管が拡張するだけでなく、筋肉まで弛緩するので血流が正常ではなくなり、体全体への栄養素の供給が行き渡らなくなります。このような状況が体への負担となって疲労を蓄積させ、気分の落ち込みや倦怠感を招くのです。

そのうえ、週末の寝だめは生活のリズムを狂わせ、ソーシャル・ジェットラグと呼ばれる社会的時差ぼけまで引き起こします。

ソーシャル・ジェットラグ時間は、平日と休日の睡眠時間の中央値を調べ、その差

ソーシャル・ジェットラグ時間

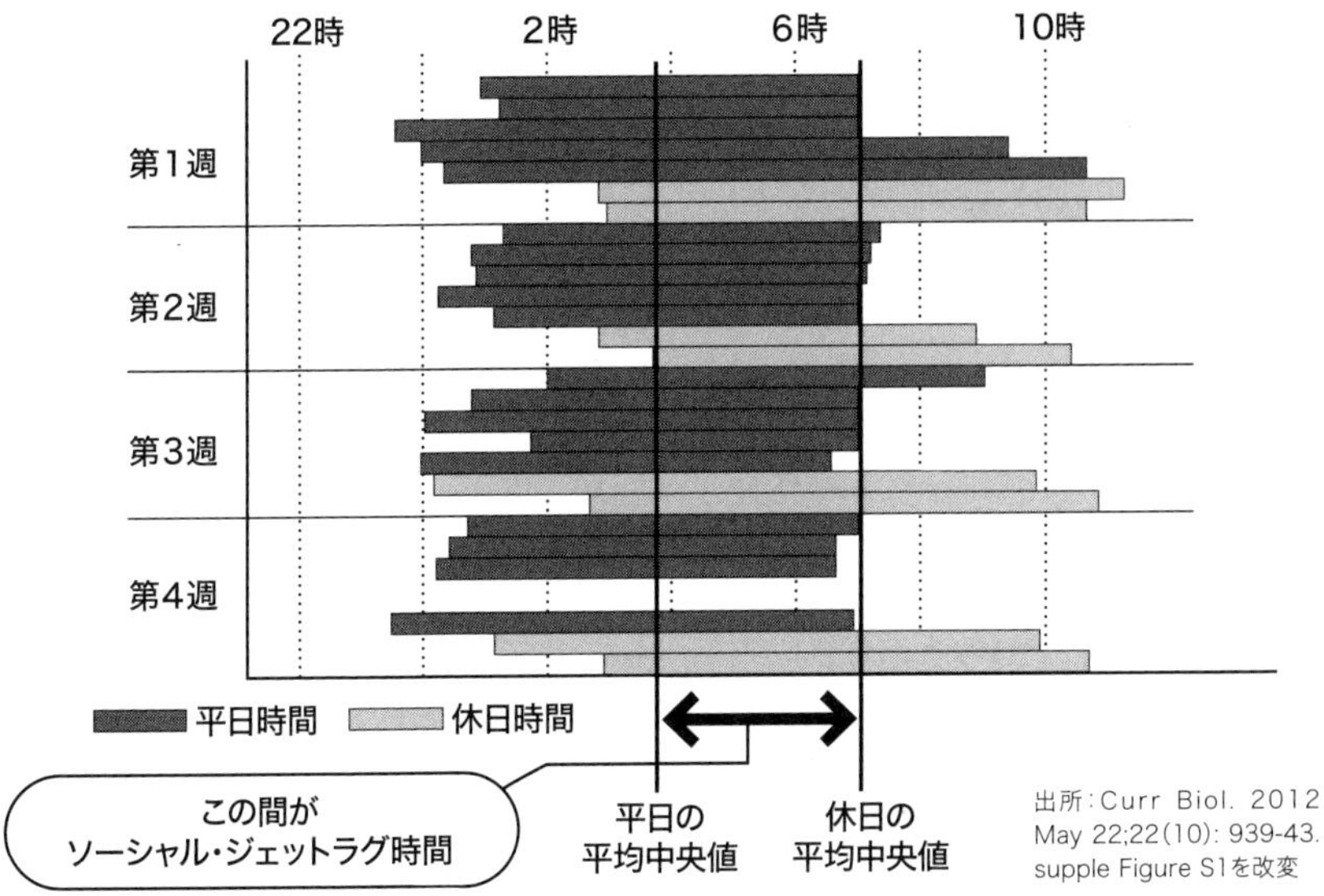

出所：Curr Biol. 2012 May 22;22(10): 939-43. supple Figure S1を改変

を比較することでわかります。

例えば、平日夜1時に眠って朝7時に起きたら、中央値は朝4時。休日は夜2時に眠って昼の12時に起きると中央値は朝7時となるので、時差は7から4を引いた3時間となります。

この時差が2時間以内なら睡眠不足の許容範囲で、日常生活にはそれほど支障は出ません。ところが、時差が2時間を超えていると、体に時差ぼけの負担がかかってきます。これが、休日明けのぼんやりした体調の原因です。

これをなくすには、**休日も平日と同じように就寝・起床するのが望ましいですが、多少多めに眠るにしても、平日より1〜2時間程度遅く起きる程度にとどめる**ことをおすすめします。

朝の光が質の高い眠りを誘う

60ページで説明したように、生物にはサーカディアンリズムと呼ばれる体内時計があります。私たち人間のサーカディアンリズムは、24時間よりも少しだけ長いといわれています。

そこには、自律神経の安定を促すセロトニンという神経伝達物質と、脳の松果体から分泌されるメラトニンという睡眠ホルモンが大きく関わっています。この**セロトニンとメラトニンは、それぞれが体内で生み出されるタイミングと密接に結びついていて、夜に眠り、朝に起きるリズムをつくっています。**

セロトニンは幸せホルモンとも呼ばれ、日中に分泌されやすく、時間をかけてメラトニンの原料になっていきます。そして夜になると、メラトニンに変換されます。このメラトニンが眠気を生み出します。

こうしたサイクルが繰り返されることによって、私たちは夜になると眠くなり、朝

サーカディアンリズムと体の働き

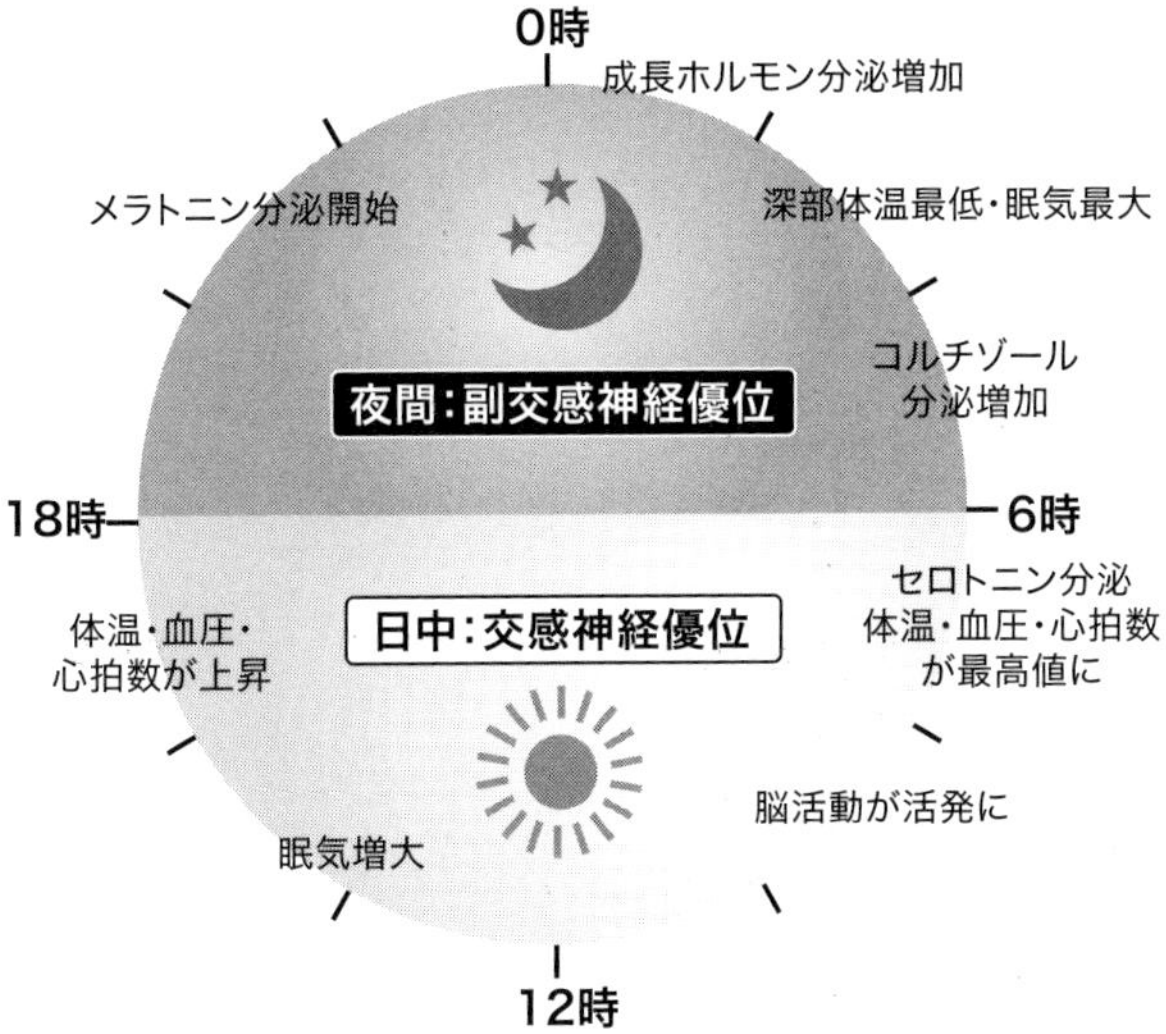

になると目が覚めるのです。

セロトニンは太陽光を感知することで分泌が増え、夜は減少します。反対に、メラトニンは太陽光を浴びると減少し、夜は増加します。

そこで朝に夜の睡眠の質を高めるためにやってほしいのが、近所を散歩するなど、太陽光を浴びながら軽い運動をすること。それが自律神経のバランスを整えるセロトニンの分泌を促すことになるからです。

朝のうちにしっかり太陽光を浴びると、体内時計が調整されます。

太陽光に直接当たらなくても、強めの光を見るだけで効果はあります。雨の日や外出しない日には、起きてから4時間以内、午前中のうちに窓から外の景色を眺めてみてください。

睡眠ホルモンの分泌を促すために朝食にみそ汁を飲もう

睡眠の質は、日々の食事によっても変わってきます。

なかでも重要なのが朝食です。

朝食をきちんととると、必要なエネルギーが体に取り込まれ、消化器官が活動を始めて脳が働き、体温が上がります。

朝からバイタリティあふれる活動をすれば、夜には脳と体が疲れを回復するために休息するので、自然と眠りにつくことができるのです。

質のよい睡眠をとるためには、朝食で何を食べるかも重要です。そこでとってほしいのが、トリプトファンという必須アミノ酸。

トリプトファンは、体内に入ると、精神を安定させる働きのあるセロトニンというホルモンに変わる重要な栄養素ですが、人は必要な量のトリプトファンを体内で生成することができないので、食品からとる必要があります。

朝食に和食をとる

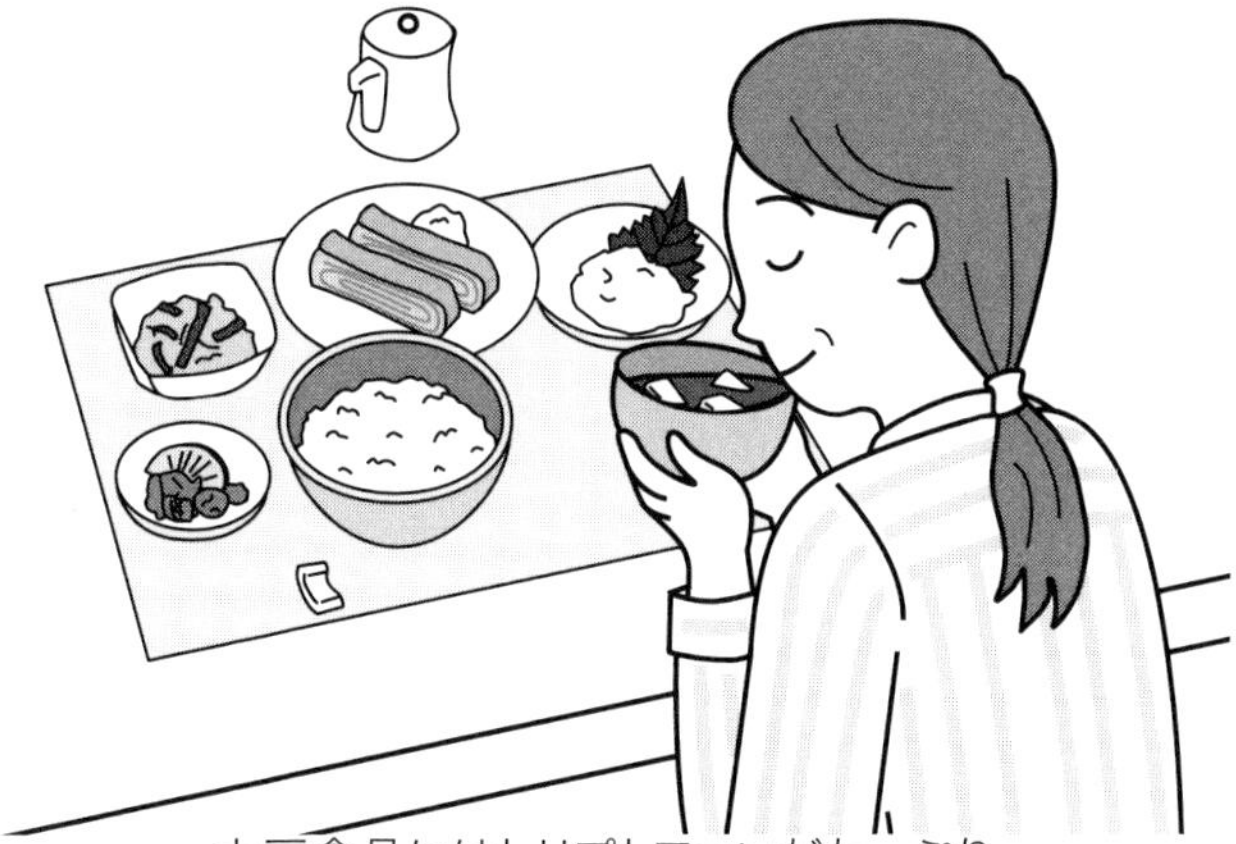

大豆食品にはトリプトファンがたっぷり

トリプトファンをたくさんとることで、セロトニンはもちろん、セロトニンを原料とする睡眠ホルモンのメラトニンも多く分泌され、眠りにつきやすくなるのです。

このトリプトファンが多く含まれている食材は大豆製品や赤身の魚、牛肉や豚肉、卵、乳製品、ナッツ類など。そのため、**朝食のメニューは、ごはんと、トリプトファンを多く含む納豆、干物の魚、卵などを一緒に食べるのが良質な睡眠にとってベスト**といえるでしょう。

ただ、どうしても時間がなかったり、食欲がわかなかったりしてしっかり朝食がとれない日には、せめてみそ汁1杯だけでも飲むようにしてください。

大豆食品であるみそには、トリプトファンがたっぷり含まれていますから。

不調が続くならデジタル機器を活用しよう

どうしても寝つけない、真夜中に目が覚めてしまう……。そうしたことが続くなら、睡眠障害の可能性があります。

その代表的なものが不眠症です。なかなか眠りにつけない「入眠困難」、夜中に何度も目が覚める「中途覚醒」、予定より早く目が覚めて眠れなくなる「早朝覚醒」、眠りが浅く熟睡した感じのない「熟眠障害」など、症状によりいくつかのタイプに分類されますが、うつ病を併発する場合もあるので、甘く見ないようにしましょう。

また、過眠症も睡眠障害の1つ。日中でも突然眠ってしまう「ナルコレプシー」は、大きなトラブルになってしまうこともあり、危険をはらんだ睡眠障害です。

もしこうした**睡眠障害の可能性があると感じたら、自分の睡眠状態を知るために、「スリープテック」を取り入れる**のもいいでしょう。

スリープテックとは、ＩｏＴ（あらゆるモノをインターネットに接続する技術）や

スマートウォッチで睡眠管理

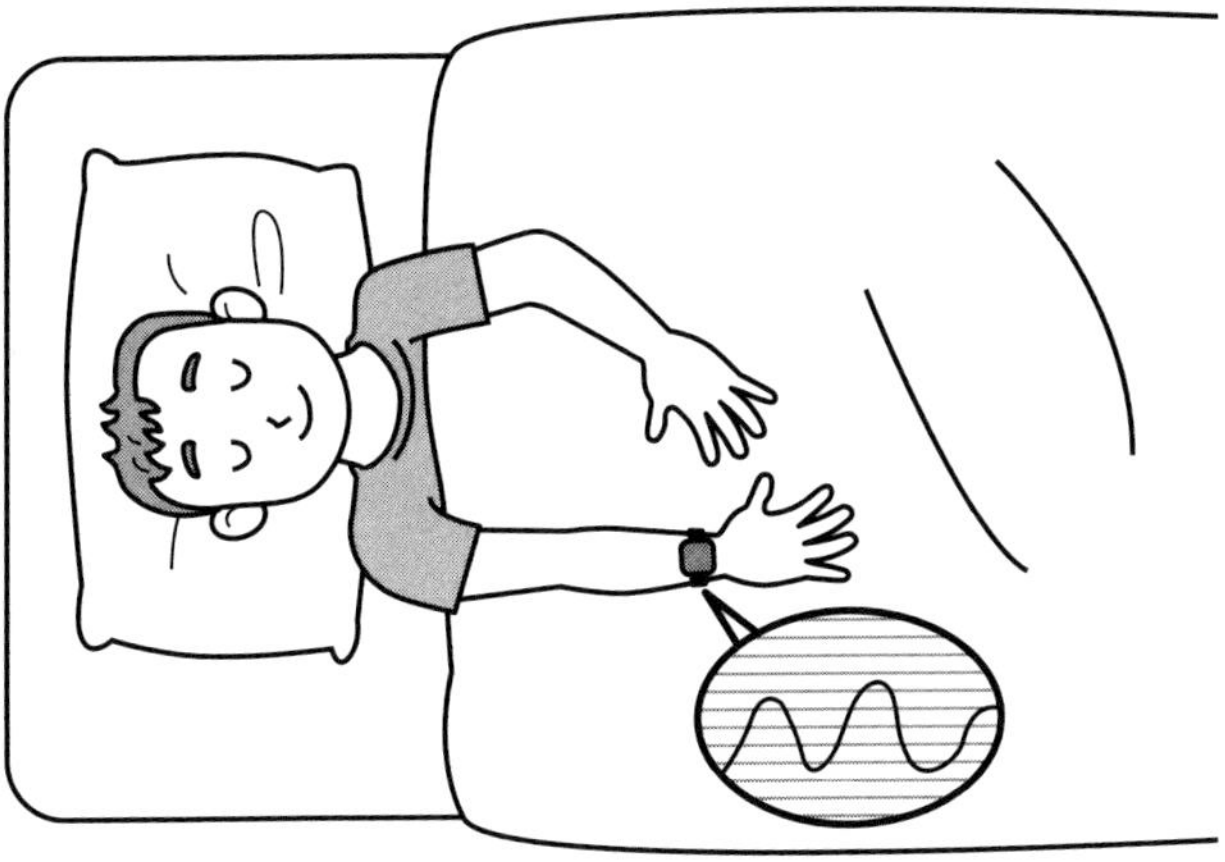

寝ながら自分の睡眠状態をチェックできる

ＡＩ技術を活用して睡眠状態をモニタリング・分析して科学的に睡眠の質を改善したり、向上させたりする機器やサービスのこと。

ヘッドギアタイプやアイマスクタイプのウエアラブル機器（体に装着できるコンピュータ内蔵機器）は、**寝るときに身につけると、脳波の測定などによって睡眠の状態を診断できます**。

最近はＡｐｐｌｅ ＷａｔｃｈやＦｉｔｂｉｔなどのスマートウォッチや、Ｏｕｒａリングなどのスマートリングなど、内蔵センサーで手首や指先から呼吸や心拍数、睡眠中の脳波などさまざまな情報を収集・解析するものも出てきています。

自分の睡眠状態を客観的に判断できるので、活用するのもいいでしょう。

温かい蒸しタオルで眼精疲労を解消し、ぐっすり睡眠に

スマホやパソコンのディスプレイなどに使われているブルーライトが体内時計を乱して睡眠を妨げるおそれがあることはすでにお話ししたとおりですが、それに加えて**スマホやパソコンの使いすぎによって起こる目の疲れも、質のよい睡眠をとるためには大敵**となります。

目の疲れとは、目を動かす筋肉が疲労して血行が悪くなり、目がしょぼしょぼしたり、頭痛や肩こりなどが引き起こされたりする状態をいいますが、目の疲れは自律神経の働きにも影響を及ぼします。

目が疲れて顔や首の筋肉が緊張すると、脳への血流が減って脳がストレスを感じ、交感神経が優位になってしまって、よい眠りは得られなくなります。

そんな**目の疲れをとるのにもっとも手軽な方法が、蒸しタオルで目を温めること**です。

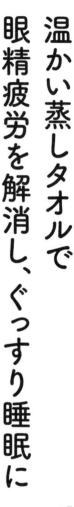

寝る前に蒸しタオルを顔に

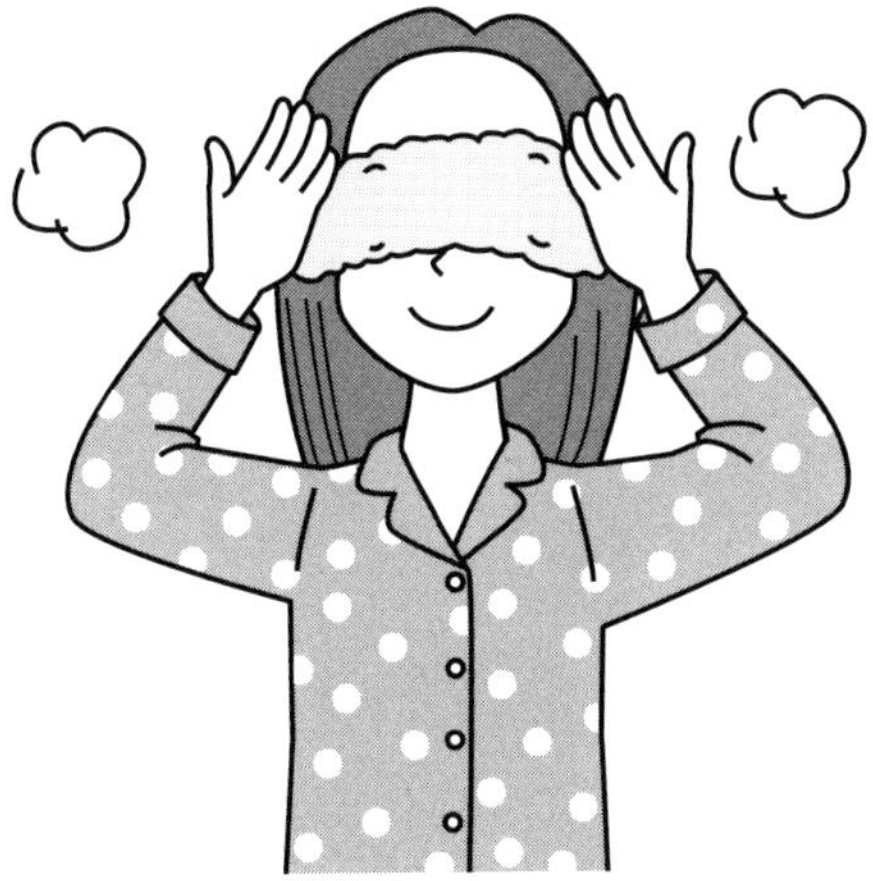

蒸しタオルで目を温めれば、目の疲れがとれてぐっすり眠れるようになる

ぬれたタオルをよく絞り、くるくる巻いて500Wの電子レンジで1分温めるだけででき上ります。

ただし、熱すぎてやけどをしないよう腕の内側で温度を確認してから使いましょう。もし熱いと感じたら、巻いたタオルを開いて少し冷ましてください。

この蒸しタオルを目元に当てるだけで、ほんのり温まって筋肉の緊張がほぐされます。

すると、血行がよくなり、緊張もほぐれてリラックスできるため、副交感神経が優位に働きます。

最近は、目を温めるタイプのアイマスクも販売されています。蒸しタオルをつくるのが面倒だという人は、そうしたグッズを使うのもいいでしょう。

コーヒー＋アイマスクで昼寝をして「睡眠負債」を返済

仕事やつき合いでどうしても帰宅時間が遅くなり、睡眠時間が足りなくなってしまうことがあるかもしれません。

こうした場合、週末に寝だめをして調整しようと考える人がいますが、それでは睡眠のリズムが乱れてしまうだけ。そこで**おすすめしたいのが、平日の睡眠時間の借金、つまり「睡眠負債」を1週間単位で調整していくという方法**です。

例えば、週の前半に深夜1時から朝6時までしか眠れない日が続いたときは、木曜日や金曜日に1時間ずつ多く眠り、調整をします。眠れなかった時間を1日でまとめて返すのではなく、何日かに分けて少しずつ返すのがポイントです。

また**睡眠が不足すると、眠気に襲われたり、頭がボーッとして日中のパフォーマンスの質が低下してしまいます。そんなときは、いさぎよく昼寝をしましょう。**

おすすめしたいのは、あまり眠くなくても、午後1時くらいに15～20分ほど仮眠を

昼寝の前に1杯のコーヒーを

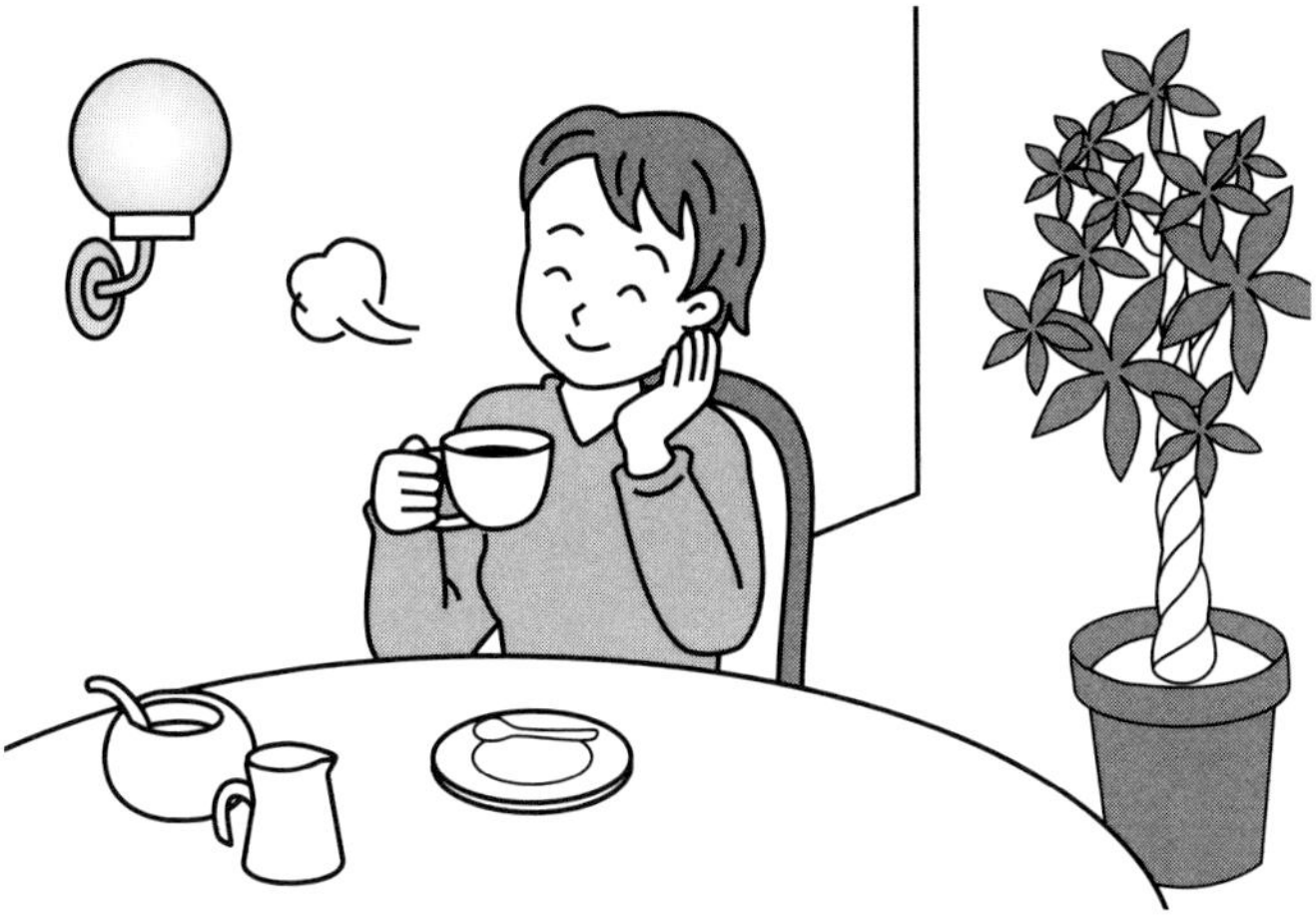

喫茶店でコーヒーを飲んでからの昼寝がおすすめ

とるというものです。

また、喫茶店などに行って休むのもいいでしょう。その際、アイマスクをすると、視界から入る光が遮断され、人が多い環境でも短時間で眠りやすくなります。

このとき、昼寝する前に必ず1杯のコーヒーを飲んでください。ホットでもアイスでもかまいません。

コーヒーの香りには副交感神経を優位にする効果があるといわれています。そのため、若干ですが催眠作用が期待できます。また、コーヒーに含まれるカフェインには、交感神経を刺激して眠気をなくし、気分をすっきりさせるという効果もあります。

こんなふうにうまく昼寝をとれば、起きたあとはすっきり頭がさえ、その後のパフォーマンスは確実に上がるはずです。

睡眠の質も体のこりも改善！枕選びにこだわってみよう

心地よく眠るためには枕選びも重要ですが、みなさんはどのような枕を使っているでしょうか。

世の中には、さまざまな種類の枕が出回っています。快適な睡眠を得るため、ぜひその中から自分に合った枕を探してみましょう。

なかでも特に気をつけたいのが枕の高さです。

いびきをかく人は、枕が高くて気道が圧迫されているのかもしれません。朝起きたときに肩こりを感じる人も、枕が高すぎて、首や肩の血行が悪くなっている可能性があります。

とはいえ、体つきは人それぞれで、眠るときの姿勢も異なります。そのため、すべての人に共通の理想の枕はありません。体のつくりと睡眠時の姿勢に応じて理想の枕も変わってくるのです。

あお向けに寝ている人の理想の枕

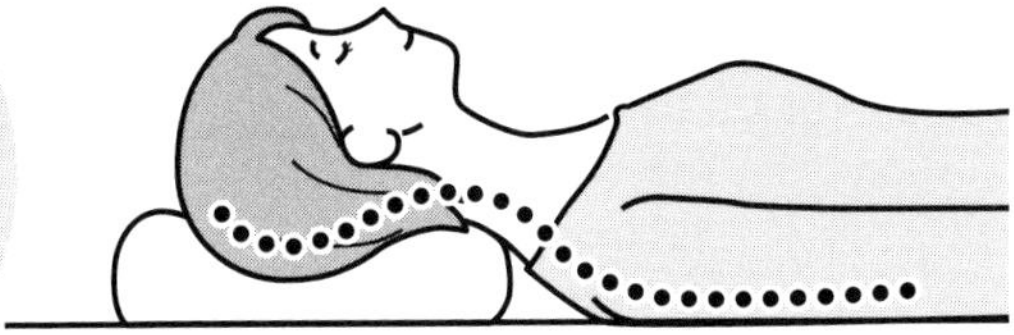

寝た状態で首の骨から肩にかけて自然なS字カーブが保てる形

横向きに寝ている人の理想の枕

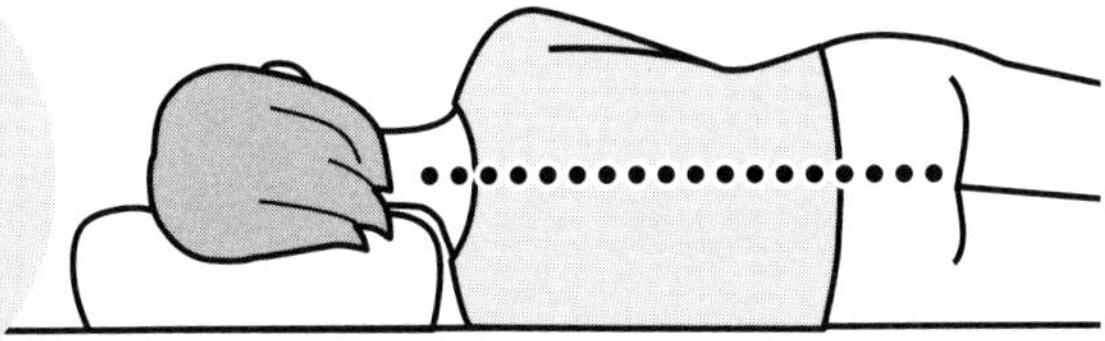

頭から背骨にかけて真っすぐな姿勢を保てるものがおすすめ

あお向けで寝る場合は、寝転んだときに首の骨（頸椎《けいつい》）から肩にかけてS字のカーブが自然にできるような枕がベストです。

頸椎は通常、真っすぐではありません。ゆるやかに前方に湾曲してS字を描いています。この状態を寝ているときにも維持できれば、起きたときにこりを感じずにすむでしょう。

横向きで寝る人は、あお向けの人とは少し異なる枕選びになります。**横向きの場合は上のように、寝転んだときに頭から背骨にかけて真っすぐな姿勢が保てる枕を選んでください。**

頭が沈んで下側の肩に負担がかかったり、高すぎて首から肩にかけて真っすぐにならないような枕はＮＧ。血行を悪くするので選ばないようにしましょう。

いびきに悩んでいるなら、口にテープを貼って寝る方法も

同じ寝室で寝ているパートナーや、一緒に旅行した友人にいびきがうるさいと言われることで、睡眠中に自分がいびきをかいていることを知る人は多いでしょう。

また、よく寝たつもりでも日中に眠気が出たり、頭がボーッとして集中力に欠けたりする場合も、自分では気づかず睡眠中にいびきをかいているのかもしれません。

眠っているときに起こるいびきなどの呼吸障害は、「睡眠関連呼吸障害」と呼ばれます。この中には、単純性いびき症や睡眠時無呼吸症候群があります。

なかでも、多くの人が専門医の治療を受けているのが、睡眠時無呼吸症候群です。

最近では、睡眠時無呼吸症候群の診断基準を満たしていなくても、**頻繁にいびきをかく人は、健康を害するリスクが高い**とされています。

いびきを週に3回以上かいている人は、心筋梗塞が疑われるといわれるのもその例です。

いびきは口にテープを貼るだけで改善

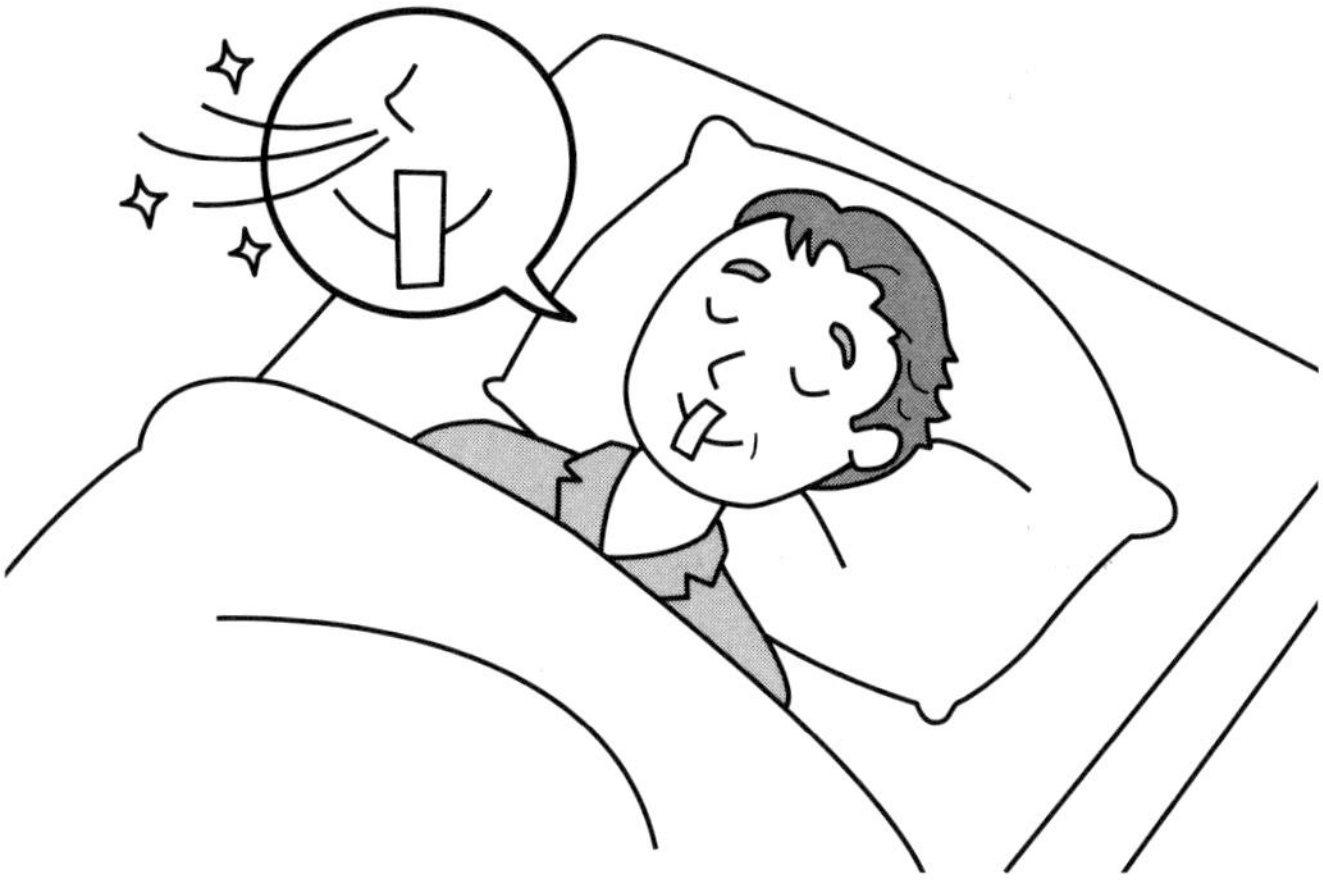

口に医療用テープを貼って寝れば、鼻呼吸できるようになる

いびきをかいているという自覚のある人、他人からよく指摘される人は、いびきをかかないようにするため、なんらかの対処をほどこしたほうがいいでしょう。

人が眠っているときにいびきをかくのは、気道が狭くなっているからです。

鼻に疾患があるとどうしても口呼吸になりがちですが、口呼吸をしているときは舌の位置が下がって気道が狭くなります。

このように口呼吸がくせになっているという自覚がある人は、鼻呼吸に切り替える手として医療用テープを貼って寝ることをおすすめします。

テープを口の真ん中に貼って寝れば、鼻呼吸が促されていびきが改善されるだけでなく、寝ているときに自然と口が開くことを防ぐこともできます。

眠っている間にアミノ酸で回復力を高める

睡眠中の体を修復し再生する材料として欠かせないのがタンパク質。これを構成するアミノ酸の中でも、睡眠の質を高めるために不可欠なのが以下の3つです。

1つめは、**トリプトファン**。セロトニンやメラトニンの原料となる必須アミノ酸ですが、人の体内ではつくられないので食事からとる必要があります。これを多く含む食材は、**鶏むね肉、牛肉、牛乳、チーズ、卵、バナナ、大豆製品、ナッツなど**です。

2つめは、**GABA（ギャバ）**。心身をリラックスさせ、不眠を改善する効果があります。**発芽玄米、雑穀類、トマト、ブロッコリースプラウト、カカオなど**の食材に多く含まれています。

3つめは、**グリシン**。体の深部体温を下げる働きがあり、眠るためのスイッチをオンにしてくれます。**エビ、カニ、イカなど**に多く含まれています。

また、睡眠と密接な関係にある免疫力を上げるための栄養素として重要なのが、**ビ**

主な睡眠薬

ベンゾジアゼピン系	作用時間の違いから超短時間型、短時間型、中間型、長時間型に分類される。副作用も多い 商品名 ハルシオン、レンドルミン、サイレースなど
非ベンゾジアゼピン系	ベンゾジアゼピン系睡眠薬に比べて、依存性や副作用が軽減されたもの。超短時間型のみ 商品名 アモバン、マイスリー、ルネスタなど
ホルモン作動薬	睡眠ホルモン（メラトニン）受容体作用薬や覚醒ホルモン（オレキシン）受容体拮抗薬 商品名 ロゼレム、ベルソムラ、デエビゴなど

※睡眠薬の使用には注意が必要です。必ず医師の処方を受けてください。

タミンD。**鮭、サバ、マグロなどの魚類やきくらげなどのきのこ類**にも含まれています。さらに、睡眠のリズムを整える栄養素として、ビタミンB12があります。**カキ、シジミ、アサリ、焼きのり、レバーなど**に多く含まれています。

こうしたアミノ酸やビタミン以外にも、睡眠をサポートしてくれるサプリメントの活用も手です。体が熱くなって眠れない人には、グリシン配合のサプリもよいでしょう。血管拡張作用があり、深部体温を下げてくれます。

睡眠をサポートするものとして、睡眠薬という選択肢もあります。最近は薬の改良が進んで副作用が軽く依存性の少ないものも増えてきたので、医師や薬剤師に相談してみてください。

起きたら汗びっしょりは、体の不調のサイン⁉

寝汗をかくのは、昼間のうちに体内にこもった熱を放出して、体温を下げたり体温調節をしたりするためです。

寝汗というのは、誰にでも生じる生理現象の1つで、健康的に生きるために必要なもの。たとえ気温の低い冬でも、人は一晩に約コップ１杯分の寝汗をかくといわれています。

人は深い眠りに入っていくときに深部体温を下げますが、この際にも寝汗をかくことがあります。ただ、こうした寝汗はほんのわずかで、パジャマやシーツがびしょ濡れになるほどの量ではありません。

多汗症の場合もあまり心配する必要はないでしょう。緊張やプレッシャーが原因で汗をかきやすくなるもので、主に起きているときに症状が出ます。

ただし、生理現象の量を超えてかいてしまう寝汗は、身体になんらかの異常が起こっているサインと考える必要があります。

例えば、精神的なストレスが大きいと、自律神経の乱れを招いて交感神経と副交感神経の切り替えのスイッチがうまく入らなくなり、体温調整が正常にできなくなって寝汗の量が多くなってしまうこともあります。このような場合は、ぬるめのお湯に10分程度つかったり、好きな時間を意識的につくったりして、リラックスした状態で眠りに入るようにしてみましょう。

一方、甲状腺機能亢進症（バセドー病）や更年期障害など、ホルモンバランスの乱れによるケースや、自律神経の不調が寝汗に現れるケースなどは、注意が必要かもしれません。

薬を服用しているのなら、副作用の可能性がないか、かかりつけの医師や薬剤師などに相談してみるといいでしょう。

Part 4

眠れない人がしてはいけないこと

スマホが「マインドワンダリング状態」を招いていないか!?

最近、睡眠に課題を抱えた人たちの中に、「マインドワンダリング状態」に陥っている人が増えているようです。

マインドワンダリングとは、「心がさまよっている」ことをいいます。例えば、すぐにやらないといけない仕事を抱えているのに、翌週のアポイントのことを考えたり、家事をしているときに前日にあった嫌なことをふと思い出したり……。**目の前にある物事から心が離れて、まったく別のことを考えてしまっている状態**です。

疲れを感じているとき、人間の脳が現在のことを考えているのは約50%程度で、残りは過去と未来のことを考えてしまっているといわれています。この状態が長く続くとネガティブな気分をもたらす原因になることが最近の調査でわかってきました。

現代はマインドマンダリング状態に陥る人たちが増えていて、その原因の1つがスマホではないかと考えられています。

寝る直前までのスマホはやめる

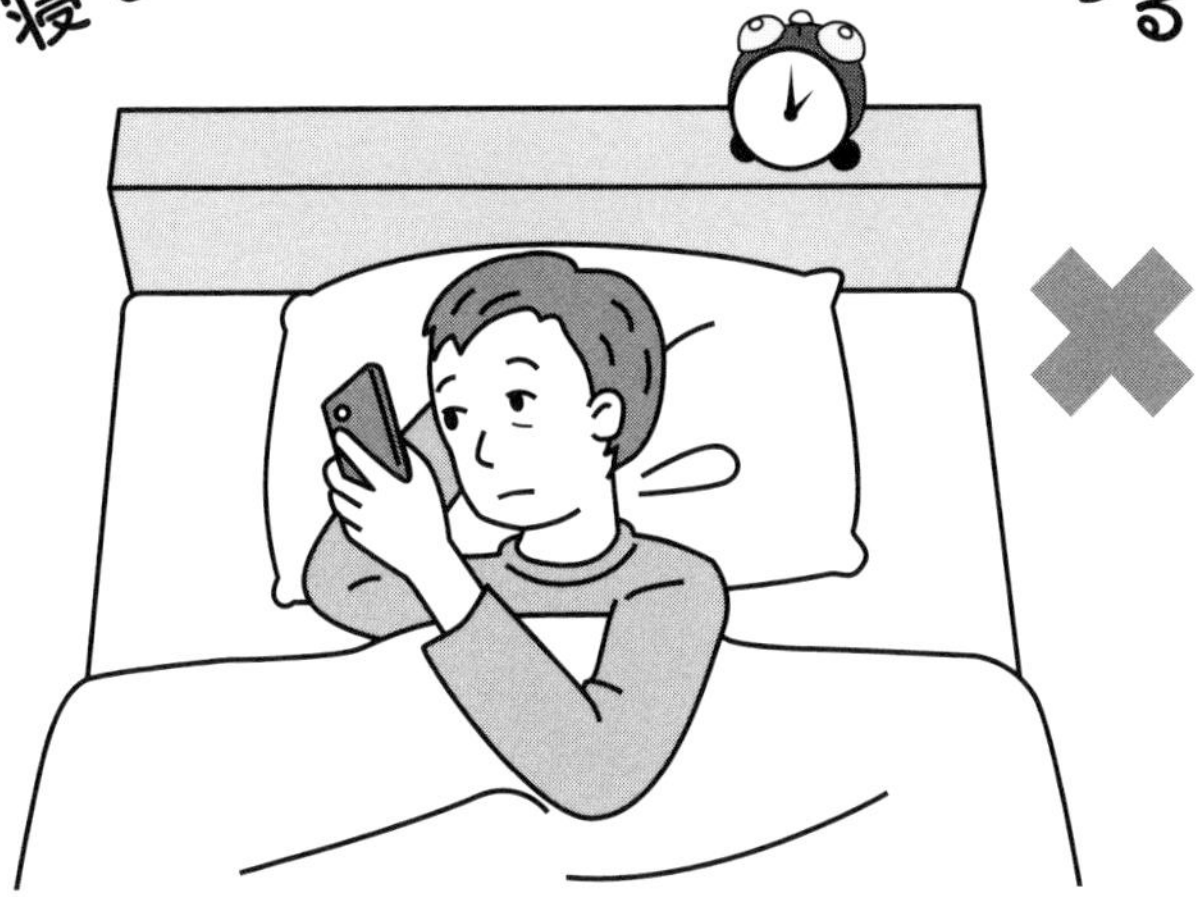

スマホ画面のブルーライトは目や脳によくない

睡眠とスマホの関係では、**画面のブルーライトが目や脳によくない影響を与えるため、できる限り寝る直前にはスマホを見ないほうがいい**とよく指摘されています。もちろん、これは正しい指摘で、ブルーライトは脳の視床下部に影響して、睡眠を促すメラトニンの分泌を抑えてしまいます。

有能な人ほど情報を得るとつい次のアクションを考えてしまいます。

目の前のことに手いっぱいになっていると、寝る直前であっても何か思いつくたびにすぐにスマホに手が伸びてしまうことがあるでしょう。現代に生きる私たちがスマホから離れることはなかなか難しいですが、少し立ち止まって自分がマインドマンダリング状態になっていないかを考えてみてください。

靴下をはいて寝るのはNG

「布団に入っても手足の先が冷えてしまって、なかなか寝つけない」という悩みをもつ人はたくさんいます。特に女性は男性より筋肉量が少なく、体内でつくられる熱量も少なくなるので、体温が低くなりがちです。

眠りにつくときも冷え症の人は血行が悪いために、効率よく熱が発散されず、深部体温が下がらないので寝つきが悪くなるでしょう。そんなときによく聞くのが、靴下をはいて寝るという方法。電気毛布をつけっぱなしにしたり、湯たんぽを足にはさんだりといったことを行う人もいます。

ところがこれは、ぐっすり眠るためには効果がありません。冷えた手足を温めると確かに寝つきはよくなりますが、**ずっと温めたままでいると体内の熱がうまく放出されずに深睡眠に達しづらくなってしまう**のです。

布団に入る前に靴下は必ず脱ぎましょう。

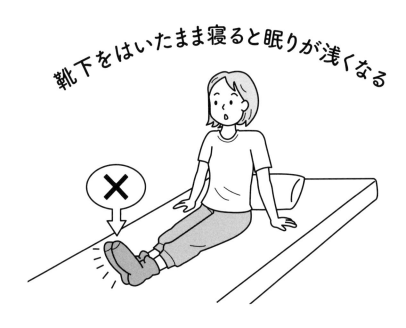

靴下をはいたまま寝ると眠りが浅くなる

冷え性に悩んでいる方は、**外側から手足を温めようとするのではなく、体の内部を温め、血行をよくするほうが重要**です。

そのためには、ぬるめのお風呂にゆっくり入ったり、ショウガやトウガラシなどを使った体がポカポカする料理を食べたりしたほうが、よほど効果があります。

また、パジャマ選びも重要です。気軽に着用できるTシャツやジャージをパジャマ代わりに使っている人も多いでしょう。しかし、伸縮性が少なく寝返りが打ちにくいので寝るときの服装としては理想的ではありません。

就寝時の理想的な服装は、眠るための衣服としてつくられたパジャマ。吸湿性、伸縮性、保温性を満たしているものがベストです。

寝る直前に歯はみがかない

寝る準備を整え、最後に歯みがきをしてから布団に入るという人は多いのではないでしょうか。

しかし、できればその習慣はすぐに見直してください。なぜなら、**就寝直前の歯みがきは、ぐっすり眠るのを妨げる危険性がある**からです。

眠りやすくなるためには、メラトニンの働きが欠かせませんが、歯ぐきが刺激されると、メラトニンの分泌量は減るといわれています。

とはいえ、寝る前には歯をしっかりみがきたいし、口の中をリフレッシュさせたいという方も多いはずです。

それでは、夜の歯みがきはいつしたらいいのでしょう?

理想は就寝の1時間前です。衛生面の問題はクリアできますし、不快感を抑えることもできます。それでも口の中を寝る前にさっぱりさせたいという方は、水でうがい

歯は寝る1時間前までにみがいておこう

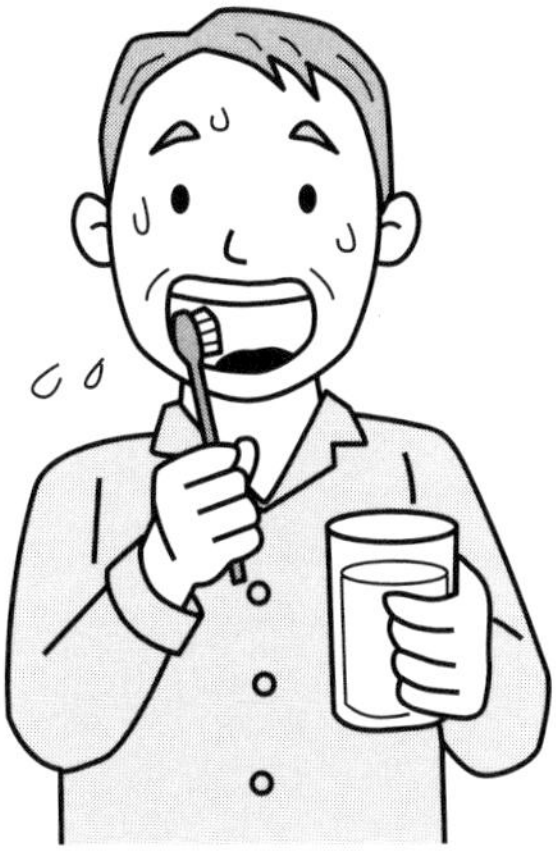

就寝直前の歯みがきはぐっすり眠るのを妨げるかも

をしましょう。

これを逆手にとって、日中の眠気対策にする方法もあります。ランチのあとに歯みがきをすれば、睡眠ホルモンのメラトニンの分泌が抑えられ、午後もシャキッと過ごせます。

昼過ぎにやってくる睡魔を少しでも抑えたいなら、ランチ後に歯みがきをする習慣をつけるのもいいでしょう。

また、ぐっすり眠るためにも、布団に入る前にはしっかりリラックスして、副交感神経を優位にしておきたいところです。

その方法としておすすめしたいのが、**寝る前に20分ほど音楽を聴く**こと。落ち着いた自律神経を整えるような音楽を聴きましょう。今は動画配信サイトでも睡眠によい音楽が配信されています。

かんたんストレッチで
深部体温と自律神経のリズムを正す

ぐっすり眠るためには、寝る直前の軽いストレッチがおすすめです。

ストレッチには、反動をつけて筋肉を伸長する動的ストレッチと、制止した状態で筋肉を伸ばす静的ストレッチがあります。

前者は準備体操で、交感神経を優位にします。後者は副交感神経が優位に働きやすくなり、リラックスした状態になります。

したがって、就寝前にストレッチをするなら、静的ストレッチを行いましょう。全身の筋肉を伸ばす必要はありません。

例えば、98〜99ページの「足首曲げ深呼吸」は、布団の上であお向けになり、深呼吸しながら足首を手前に曲げて再び戻す動作を１分ほど行うだけ。

これで足の血行が促され、深部体温を下げることができます。呼吸は止めず、ゆっくり息を吐くことを意識してください。そうすることで、より副交感神経に働きかけることができ、熟睡効果が高まります。

さらに自律神経を整えることで、動悸・息切れ・頭痛・めまいといった症状が起きにくくなるはずです。

Part 5で紹介しているストレッチは、ほとんどがやわらかいベッドか布団の上で寝たまま、あるいはベッドに腰かけながら行うもの。寝る直前なので、心拍数が急上昇するようなハードなトレーニングは行いません。

睡眠を変えるために必要な、体と心を鍛えるかんたんなものばかりです。

できれば毎日ストレッチをして、習慣化しましょう。続けることで眠りの質が変わっていくことが実感できるはずです。

Part 5

熟睡できて疲れもとれる「寝る前ぐっすりストレッチ」

ぐっすりストレッチで深睡眠をしっかりとれるようになる

次の日に疲れを残さない「深睡眠」をしっかりとるためのカギとなるのが、〝眠るタイミングに向けて深部体温を下げること〟です。

寝たはずなのに疲れがとれない人は、深部体温のリズムが乱れています。夕方に深部体温のピークがなく、夜眠る時間になっても深部体温が高いままという人はけっこういます。また、現代人は夜に深部体温を下げるために働く睡眠ホルモン「メラトニン」の分泌量が少なくなってきています。

そこでおすすめしたいのが、私が考案した「ぐっすりストレッチ」。入浴によって意識的に深部体温を上げ、そこから眠るタイミングに向けて深部体温をスムーズに下げると、朝まで起きずにぐっすりと眠れるようになります。

ぐっすりストレッチの基本は、「首もみストレッチ」「腕まわしストレッチ」「足首曲げ深呼吸」の3つ。

朝までぐっすり眠るコツ 1

眠るタイミングに向けて深部体温を下げる

私たちの体は、深部体温が下がるとスムーズに眠りにつけるようになっています。そこで、眠るタイミングに向けていかに深部体温を下げられるかが大事になってきます。そのためには、まず体を温めて意識的に深部体温を上げ、そこから下げることが必要になってくるのです。

朝まで起きないぐっすりストレッチ

↓

1　お風呂で行う「首もみストレッチ」(P94〜95)
2　布団に入る前に行う「腕回しストレッチ」(P96〜97)
3　布団の中で行う「足首曲げ深呼吸」(P98〜99)

「首もみストレッチ」は首の後ろにシャワーを当てながらマッサージをする方法です。首の後ろに熱めのシャワーを当てると、血管が拡張して血行が促進されます。すると深部体温が上がり、その後急に下がることで深く眠れるようになるのです。

布団に入る前に行う「腕回しストレッチ」は、肩甲骨《けんこうこつ》まわりを刺激するために行います。左右の肩甲骨をひきつけるように腕をゆっくりまわすと、肩甲骨の周辺の筋肉をほぐすことができて血行がよくなるので、深部体温がさらに上がりやすくなり、深い眠りを得るのに役立ちます。

布団の上で行う「足首曲げ深呼吸」は、足首を曲げたり伸ばしたりすることで、足の血行がよくなり、熱が放散されて深部体温が下がりやすくなります。

基本のぐっすりストレッチ

首もみストレッチのやり方

深い眠りのために深部体温を上げる　お風呂で行う

1 シャワーを首の後ろに当てる

シャワーを固定し、ほんの少しだけ熱めのお湯（43℃程度）を首の後ろに5～10分程度長めに当てる

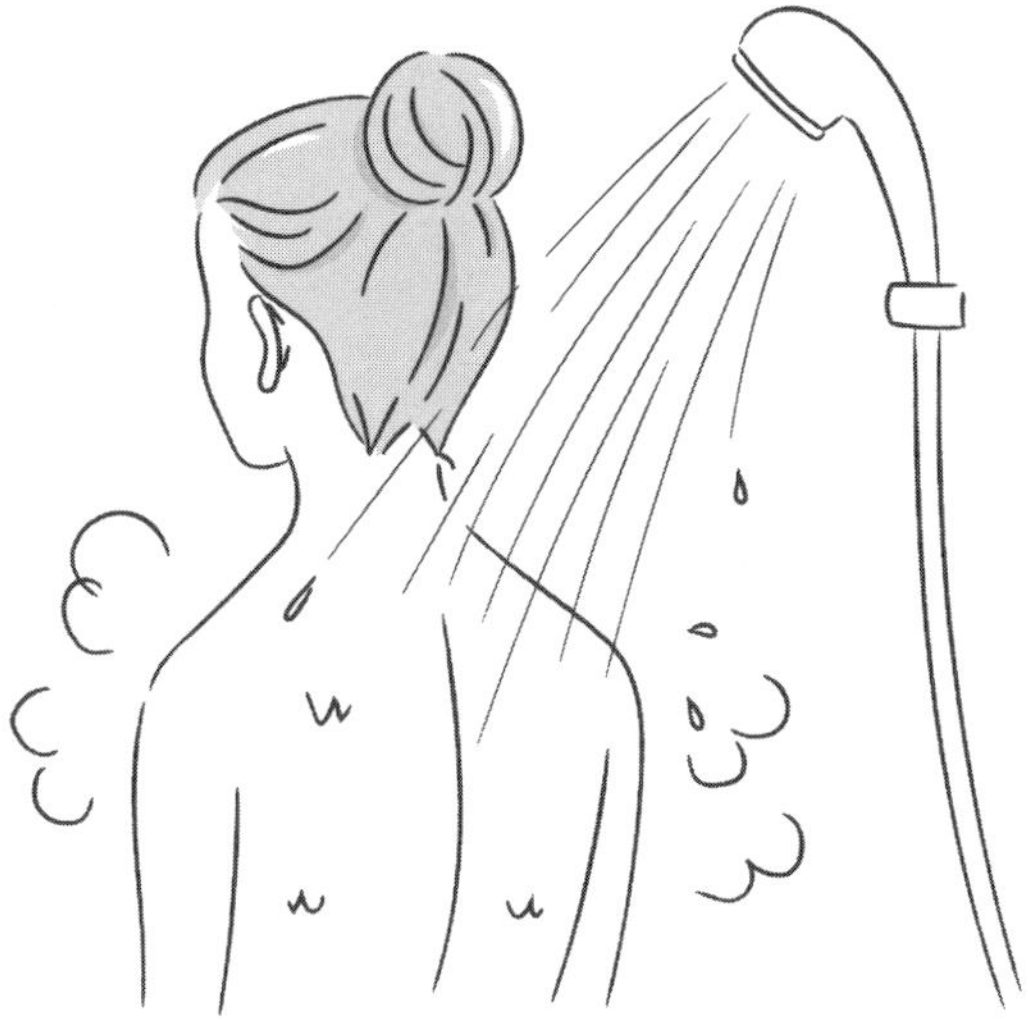

2 指を組む

両手で親指以外の指を組む

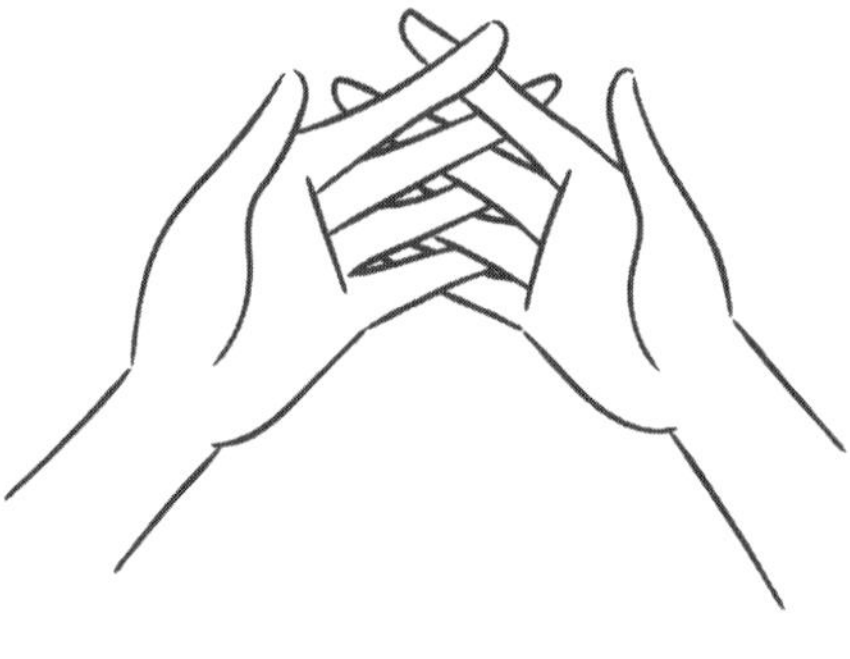

3 首の横のくぼみを親指でもむ

シャワーを当てたまま、首の横のくぼみを親指で軽くもんで、上下にゆっくりと１分ほど動かす。

首のこりを解消することで、血行を促進し、深部体温が上がりやすくなる

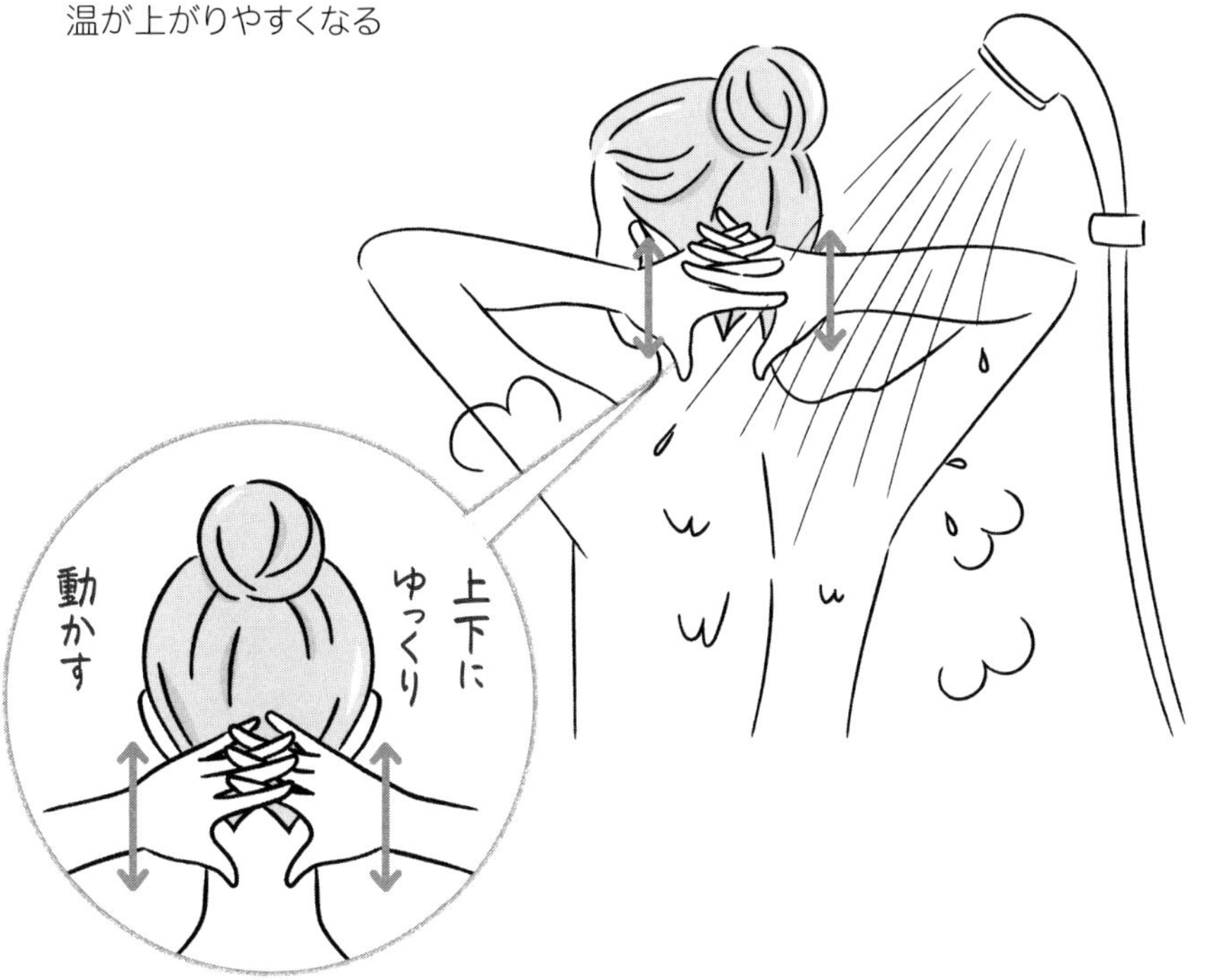

Point

- もむときは優しく！　首を強くつまんだり、激しく動かしたりすると逆効果になる。
- のぼせや立ちくらみが出たら、すぐに中止すること。
- シャワーが苦手な人は、湯船につかったまま行ってもOK。

基本の
ぐっすりストレッチ

深部体温がさらにアップ！　布団に入る前に行う

腕回しストレッチのやり方

1 ひじを上に上げる

腕を曲げ、わきを開いてひじを上に上げる

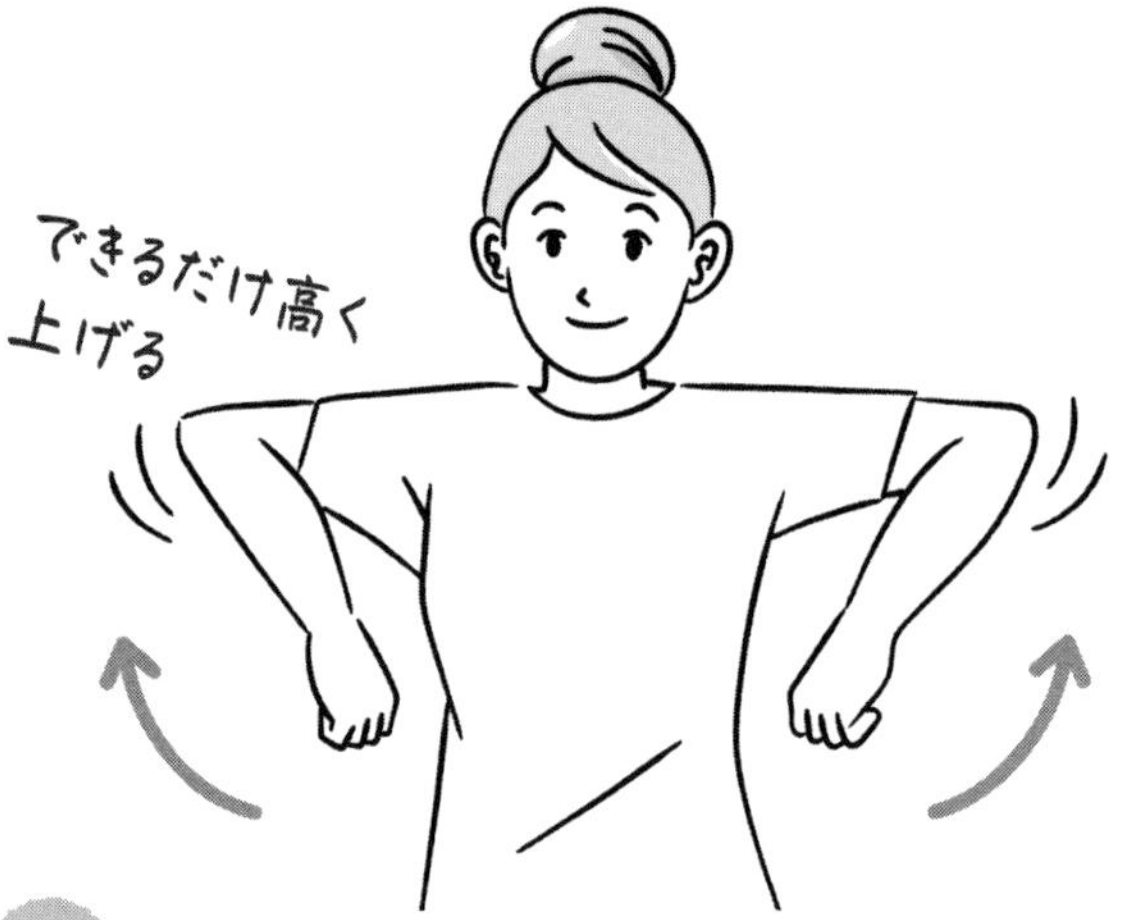
できるだけ高く
上げる

2 後ろに大きく回す

腕をそのまま後ろに向かって大きくゆっくりぐるりと回す

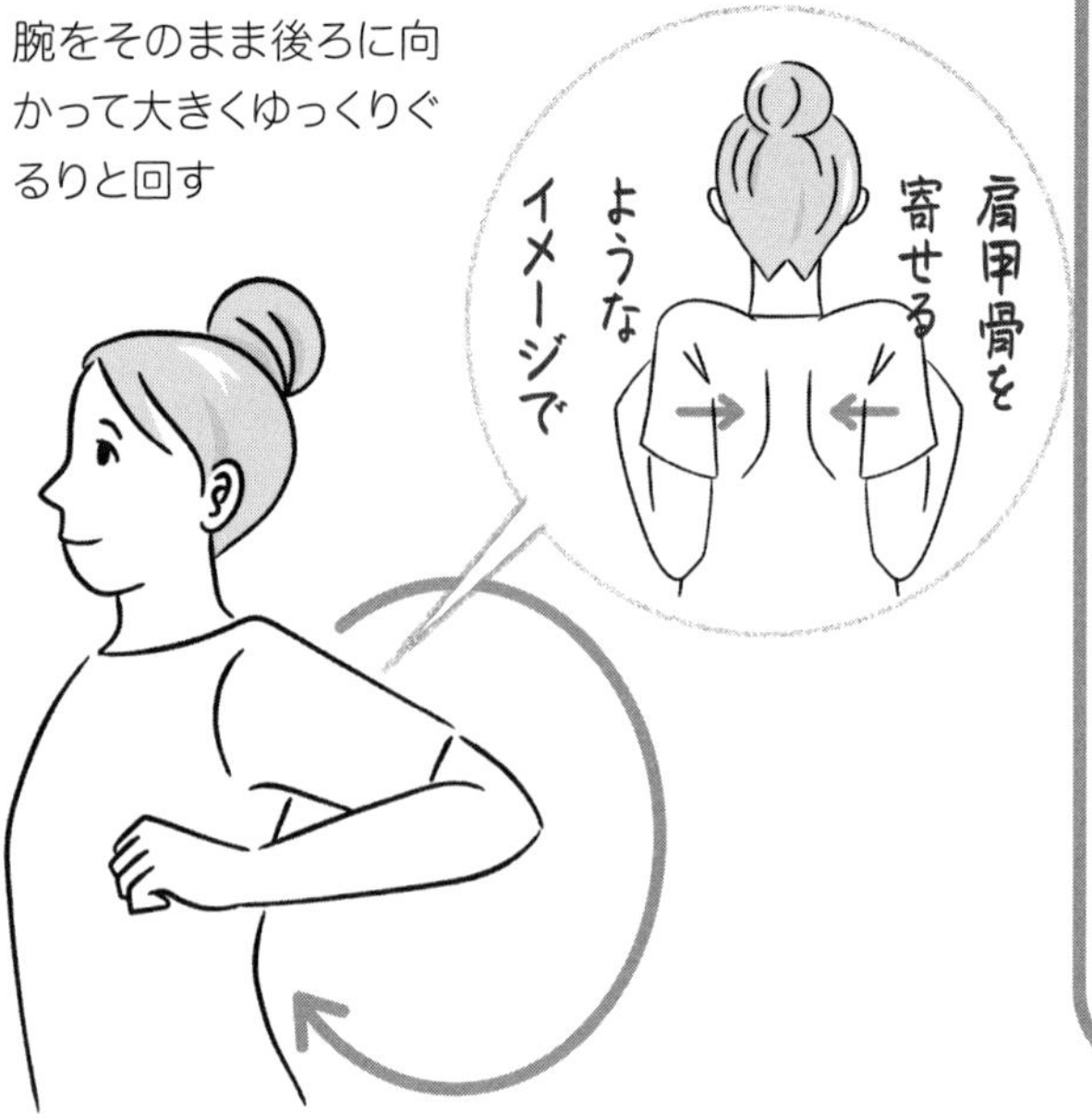
肩甲骨を
寄せる
ような
イメージで

3 手を組んで腕を伸ばす

ひじが体の前にきたら手を組み、
ひっくり返して腕を前に伸ばす

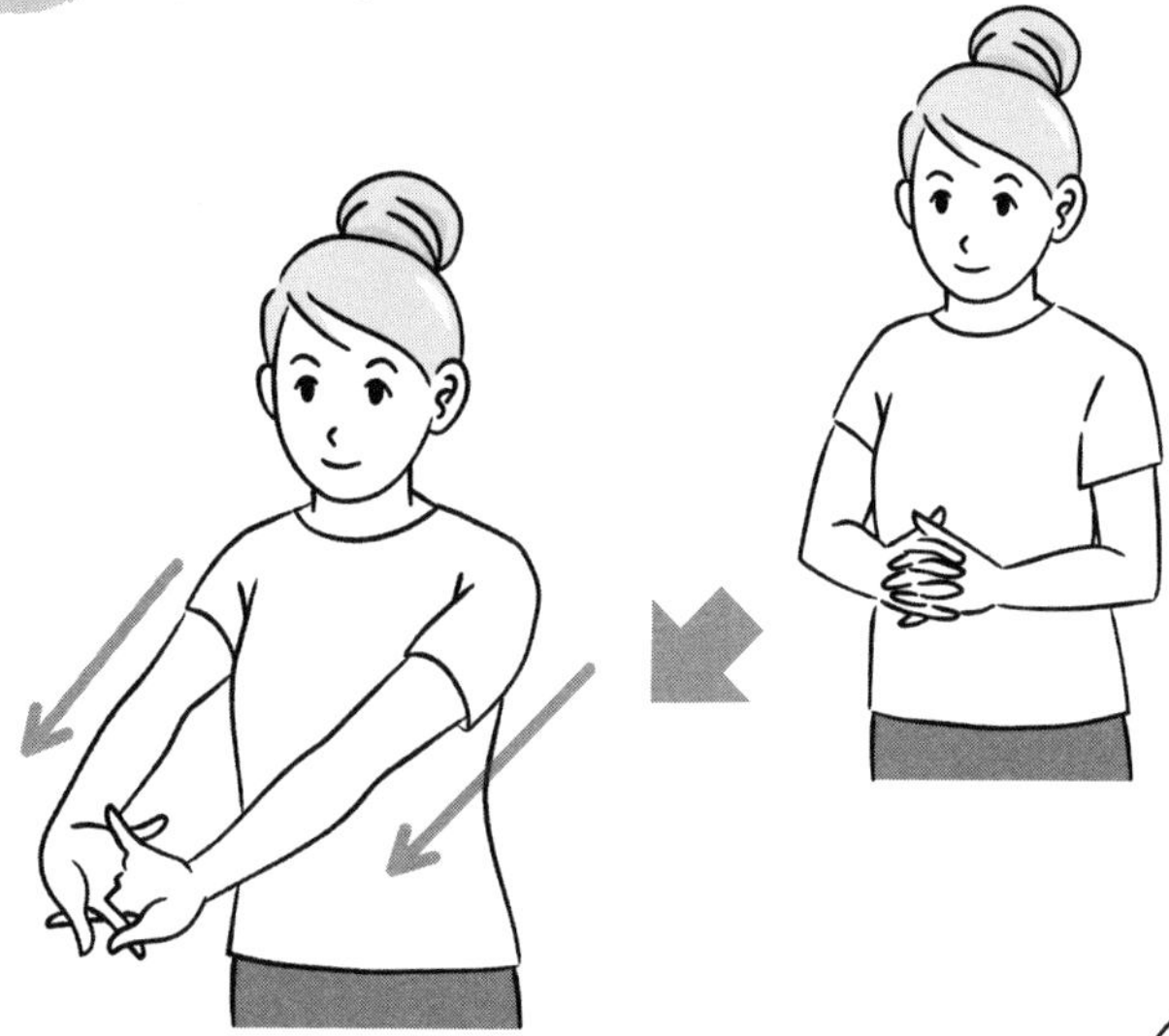

4 腕を上にグッと伸ばす

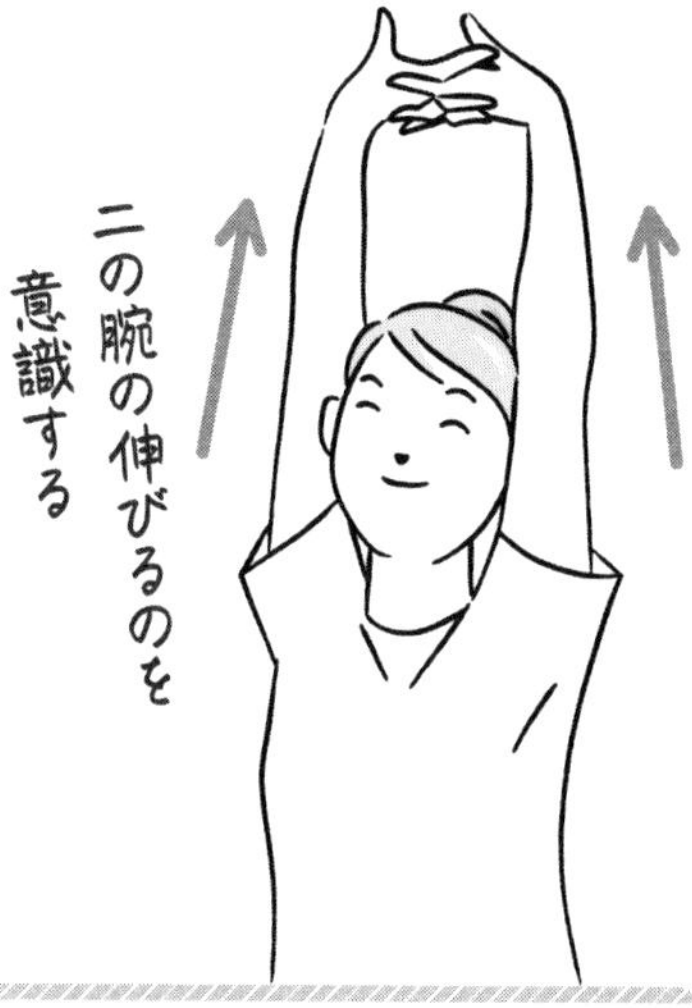

❸から腕をそのまま頭の上に伸ばし、2秒ほどキープする。
❶〜❹を5〜6回ほど（1分間）ゆっくりと繰り返す

Point

・ひじが高く上がらない人は、肩甲骨を寄せることを意識して、できる範囲で行う。
・腕を上まで伸ばすのが難しければ、腕をグルグル回すだけでもOK。

基本の
ぐっすり
ストレッチ

布団の上で行う 足首曲げ 深呼吸のやり方

1

足首を上向きに曲げる

あお向けに寝て、3秒くらいかけてゆっくりと大きく鼻から息を吸い込む。同時に、足首をぐっと手前に曲げる

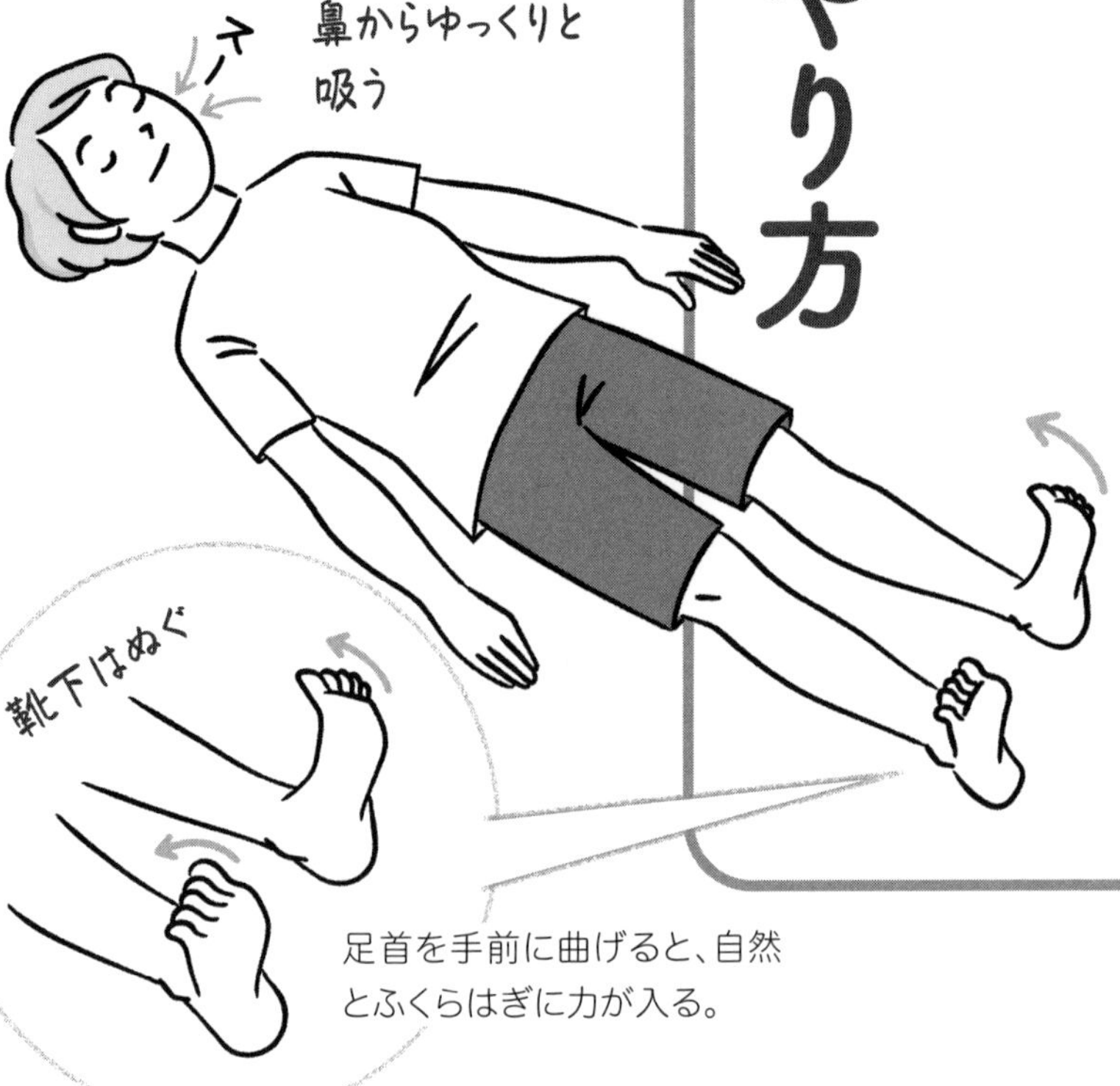

足首を手前に曲げると、自然とふくらはぎに力が入る。

2 足首を下向きに伸ばす

口をすぼめ、3〜5秒くらいかけてゆっくりと息を吐ききりながら、足首を下向きに伸ばす。
❶❷を1分ほど繰り返す

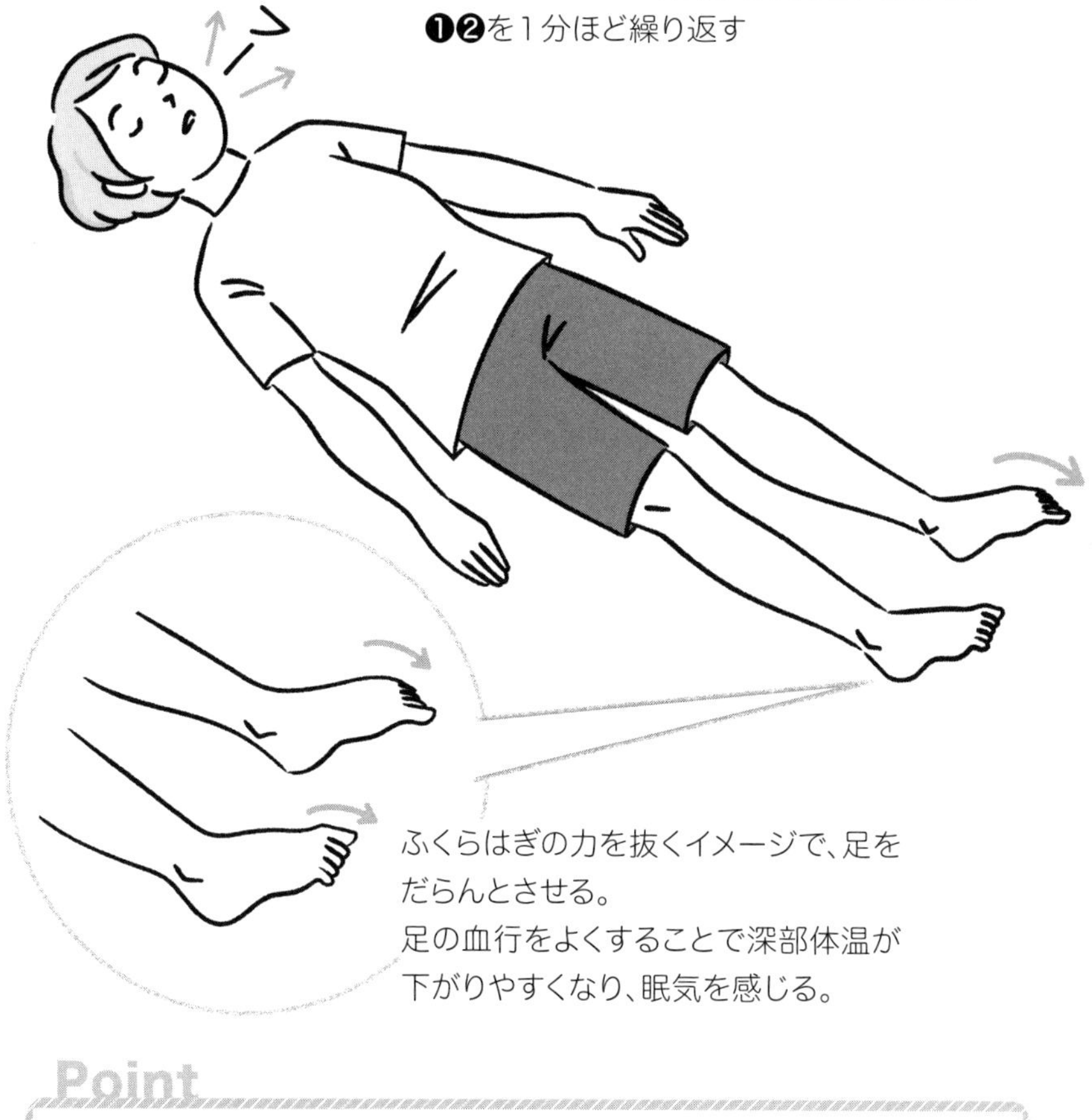

ふくらはぎの力を抜くイメージで、足をだらんとさせる。
足の血行をよくすることで深部体温が下がりやすくなり、眠気を感じる。

Point

・ベッドや布団に横になって行う。
・息は必ず鼻から吸って、口からゆっくりと吐く。
・足首に痛みがあるときは、深呼吸だけでもOK。

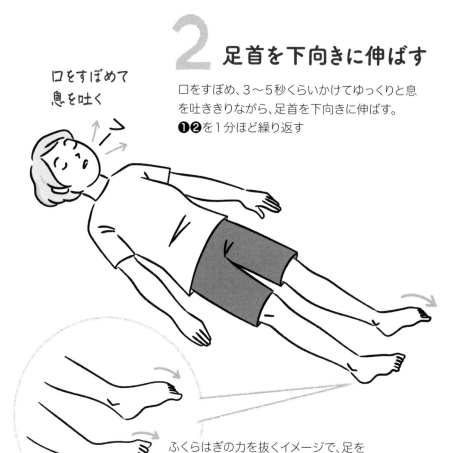

血流をアップして深部体温を下げるストレッチ

手のひらや足の裏は熱が逃げやすい場所です。

赤ちゃんの手が寝る前にポカポカと温かくなるのは、体の熱を放散しているから。

そのあと、赤ちゃんはすやすやと眠りにつきます。

このように、熱が逃げるほど深部体温は下がっていき、ぐっすり眠れるようになるのです。

そこで、寝る前に深部体温がより下がりやすくなるよう、基本の「ぐっすりストレッチ」を終えたあと、寝る直前に行うストレッチを紹介します。

最初は「つま先・かかと立ち」。

熱が逃げやすいのは体の末端ですから、まずは足のストレッチを行いましょう。

直立することで足首やつま先に体重をのせて負荷をかけます。腓《ひ》腹《ふく》筋《きん》など、ふくらはぎの筋肉のストレッチにもなって足全体の血行がよくなり、深部体温が下がります。

朝までぐっすり眠るコツ 2

眠る直前に深部体温を下げる

熱は手や足など、体の末端から逃げやすくなっています。そこで、寝る直前に手先や足先のストレッチを行うと、体全体の血流がよくなり、深部体温が下がりやすくなるのです。

寝る直前に行うストレッチ

⬇

1　立って行う「つま先・かかと立ち」（P102～103）
2　布団の中で行う「寝たまま手首ストレッチ」（P104～105）
3　布団の中で行う「寝たまま手のひら一回転」（P106～107）

続いて「寝たまま手首ストレッチ」。

寝たまま片方の腕を突き上げて手首を前後に曲げることで、手の血行がよくなり、深部体温が下がります。

このとき、腕を突き上げる力と手を押し下げる力をできるだけ拮抗させてしっかり負荷をかけること。

最後に行う「寝たまま手のひら一回転」も手首のストレッチです。

両腕をそろえて真上に伸ばし、手のひらを左右対称に回転させます。手を先端からひねることで腕全体にひねりが加わり、血行が促進されることで深部体温が下がっていきます。

寝たままストレッチを行うと、上がっていた深部体温が徐々に下がっていき、快眠できるようになるはずです。

寝る直前ぐっすりストレッチ

つま先・かかと立ちのやり方

足全体の血行を促進する　立って行う

1 つま先を上げてかかと立ちする

足を肩幅に開いて真っすぐ立ち、壁などに手をつく。
つま先を上げてかかとで立ち、3秒間キープする

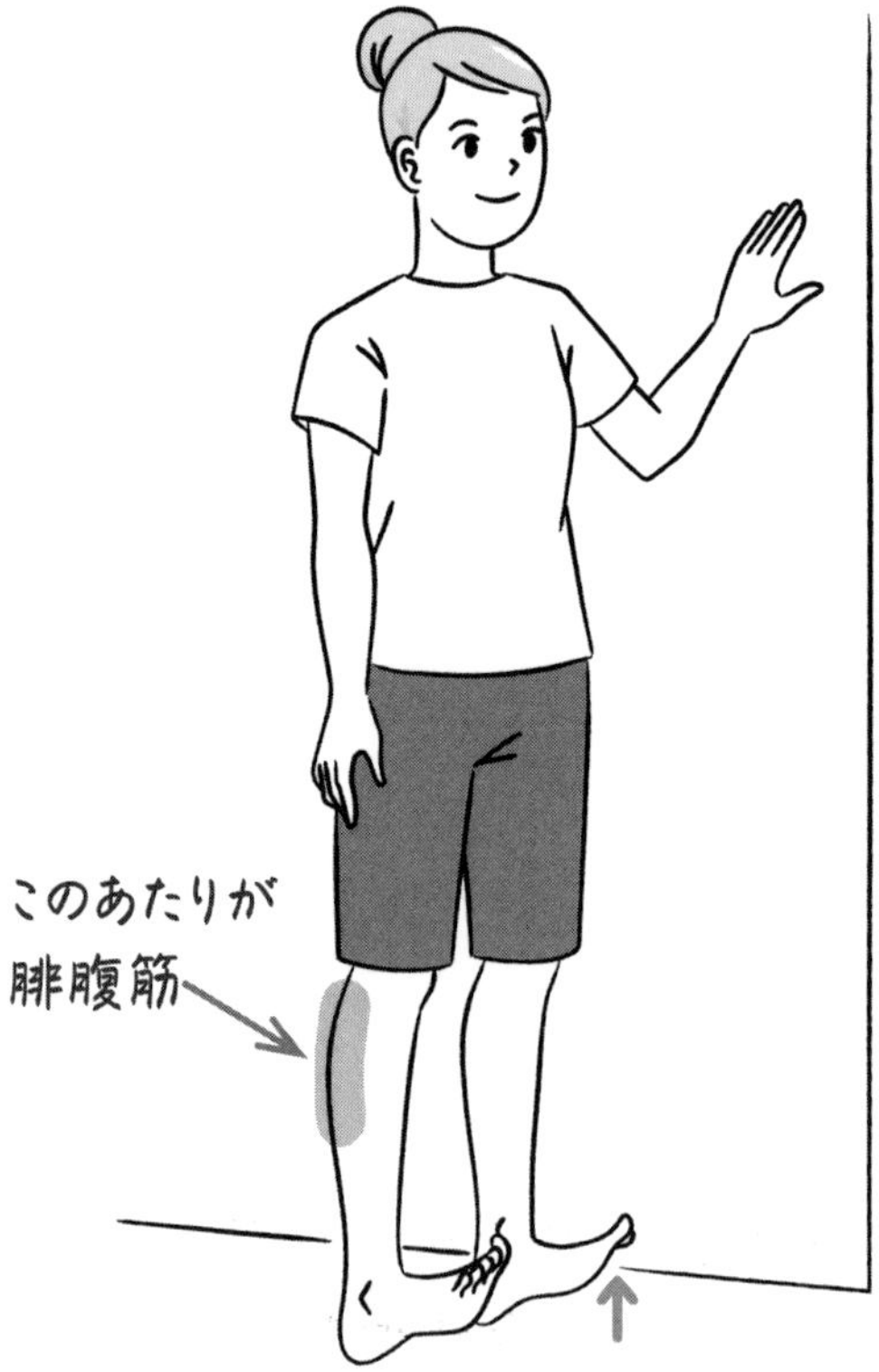

2 つま先立ちする

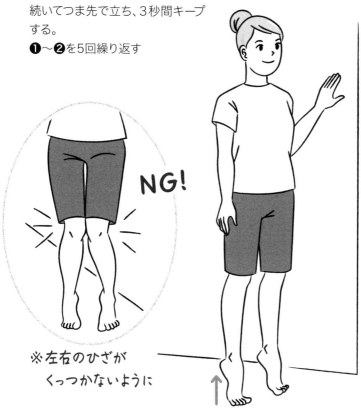

続いてつま先で立ち、3秒間キープする。
❶〜❷を5回繰り返す

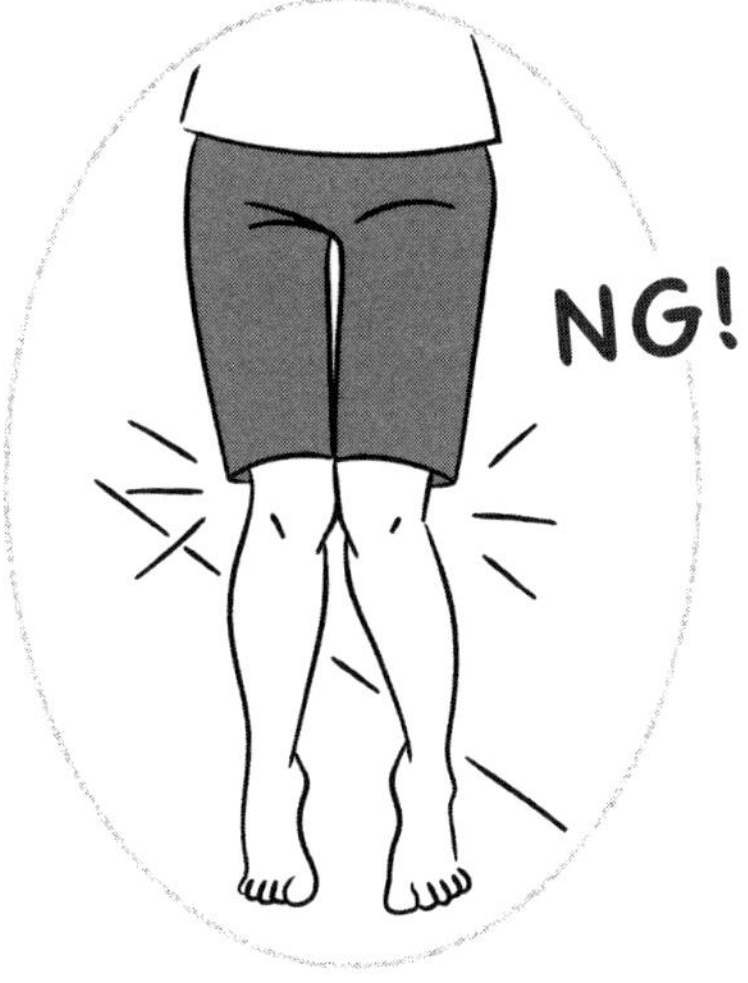

※左右のひざがくっつかないように

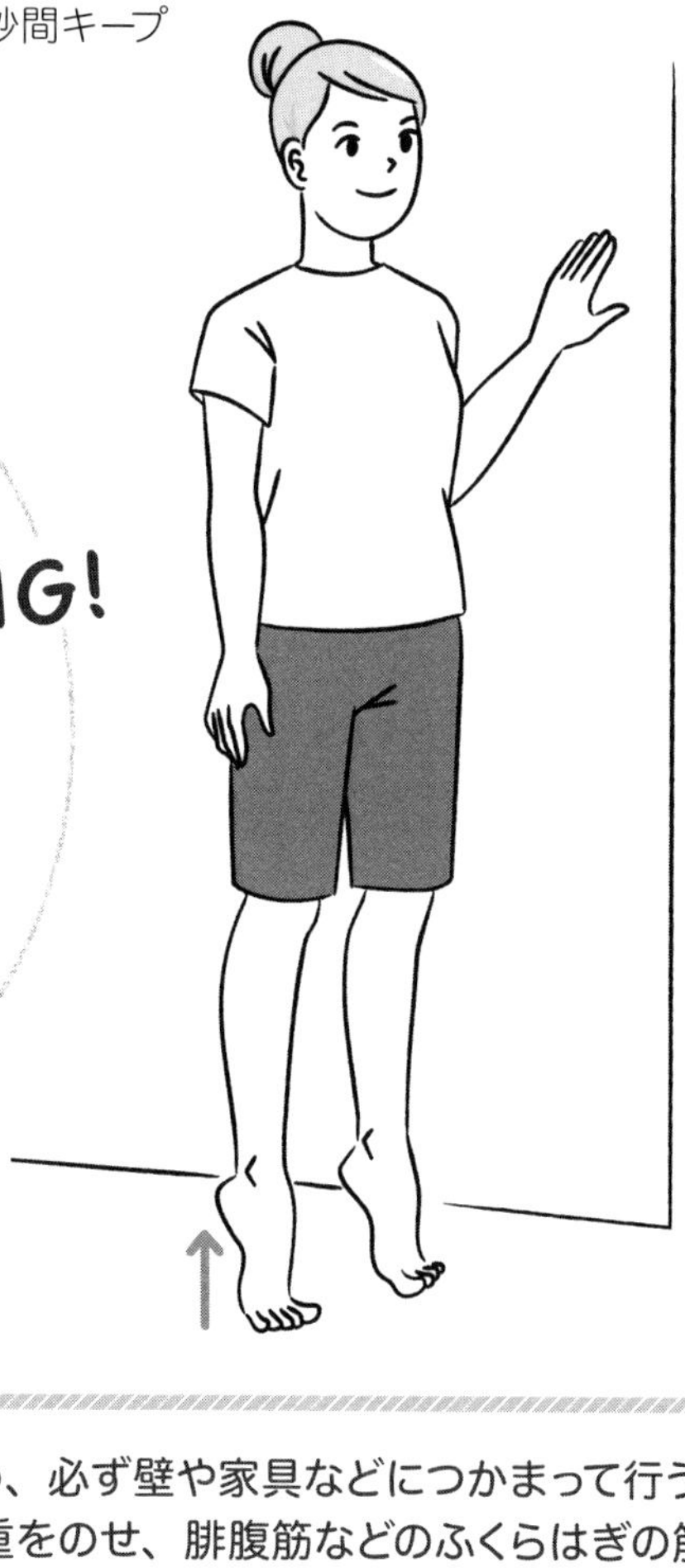

Point

・ふらつき防止のため、必ず壁や家具などにつかまって行う。
・足首やつま先に体重をのせ、腓腹筋などのふくらはぎの筋肉に負荷をかける。
・左右のひざがくっつくように行うと、十分に負荷がかからないので注意。

寝る直前
ぐっすりストレッチ

深部体温を下げる　布団の上で行う

寝たまま手首ストレッチのやり方

1

手のひらを真上に突き出す

あお向けに寝て手のひらを真上に突き出し、もう一方の手で押し下げる。これを５秒間キープする

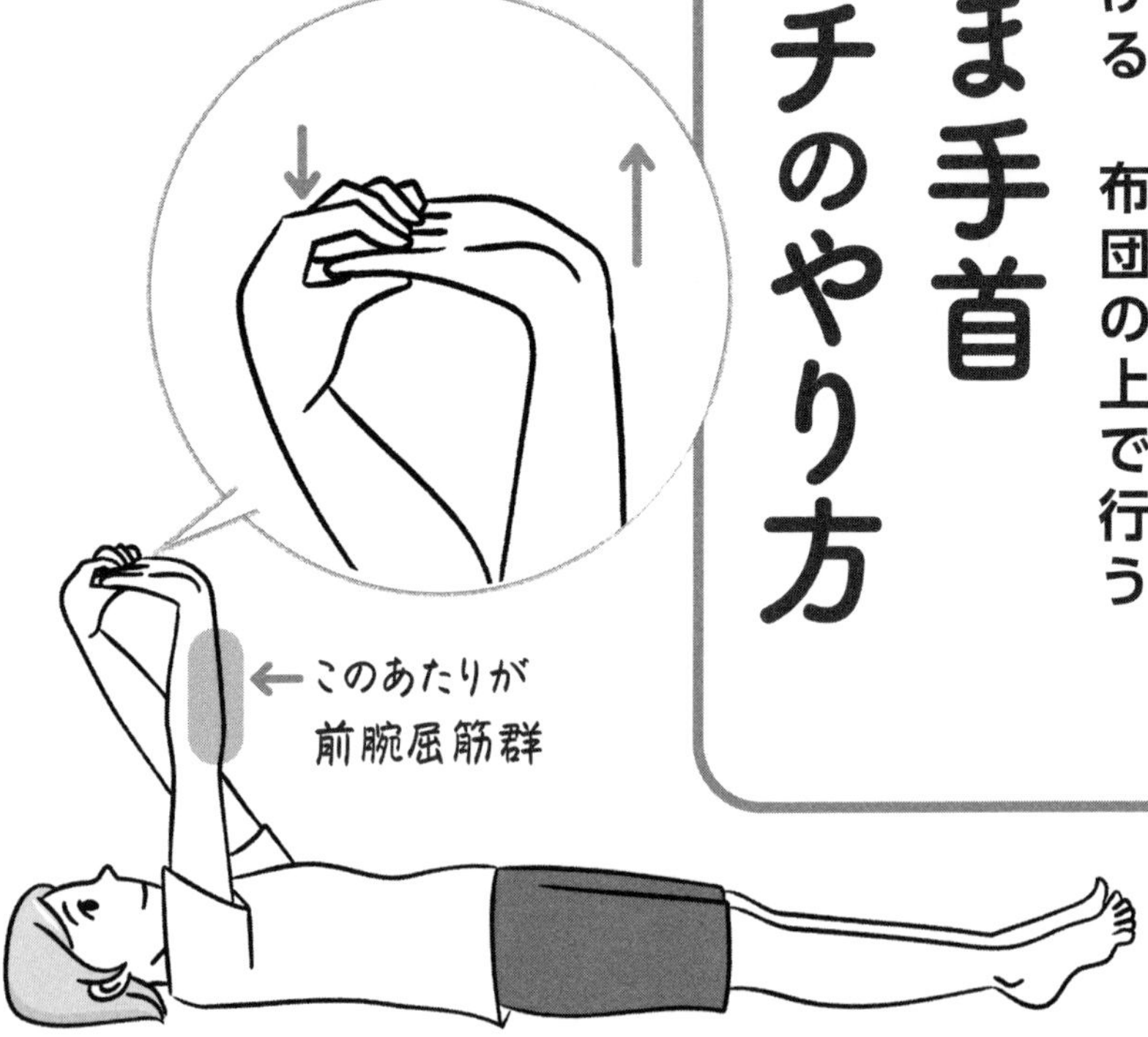

2

手の甲を真上に向ける

腕を突き上げたまま手の甲を真上に向けて、
もう一方の手で押し下げる。
これを5秒間キープする。
左右の手で❶～❷を3回繰り返す

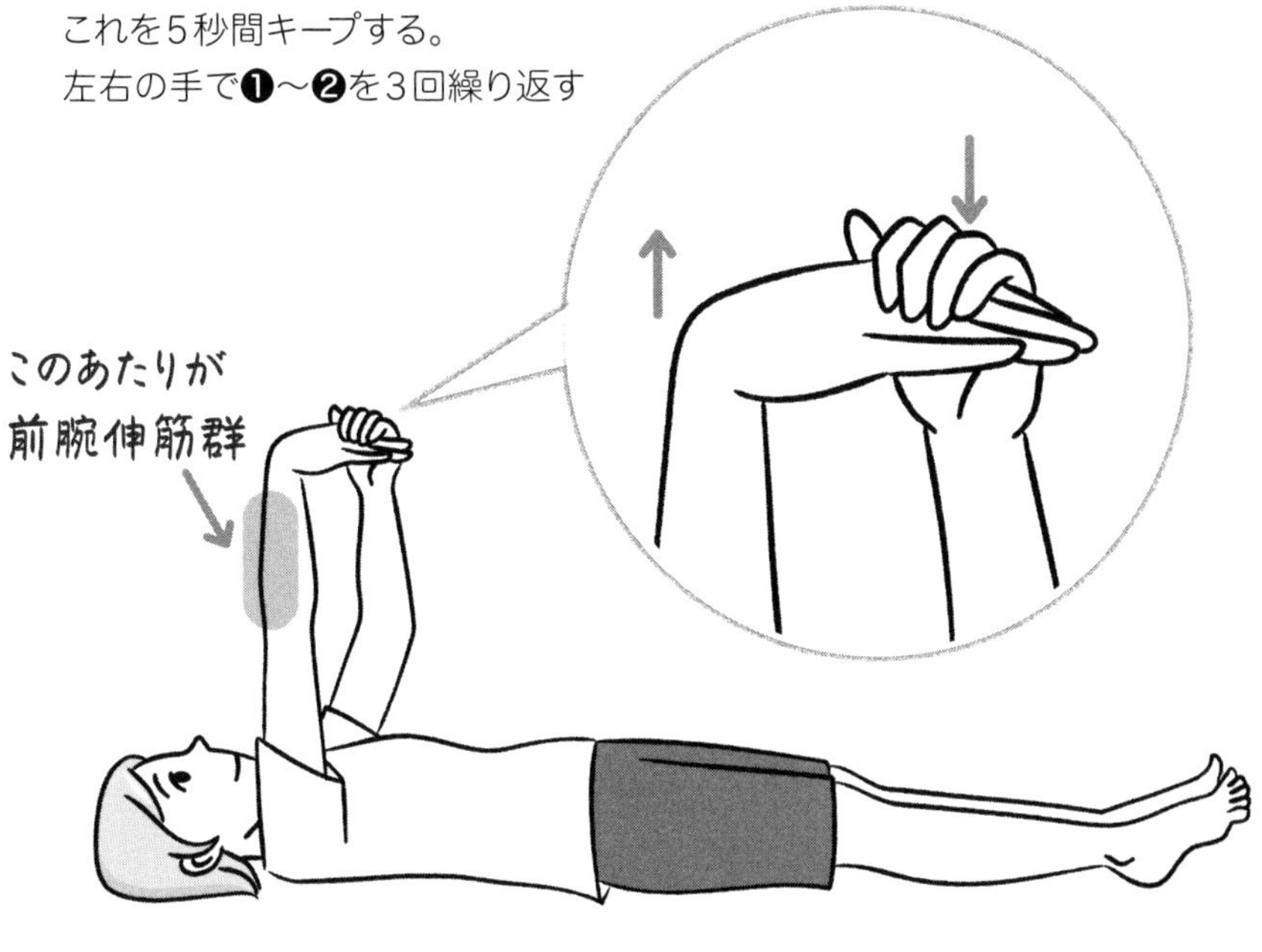

Point

・腕を突き上げる力と手を押し下げる力は拮抗させ、しっかり負担をかけること。
・ひじから先の筋肉、「前腕伸筋群《ぜんわんしんきんぐん》」と「前腕屈筋群《ぜんわんくっきんぐん》」の伸びを意識する。
・左右の手を入れ替えて行う。

寝る直前ぐっすりストレッチ

深部体温を下げる　布団の上で行う

寝たまま手のひら一回転のやり方

1

両腕を真上に伸ばす

あお向けに寝て両腕を真上に伸ばし、手のひらを頭のほうに向けて横にそろえる

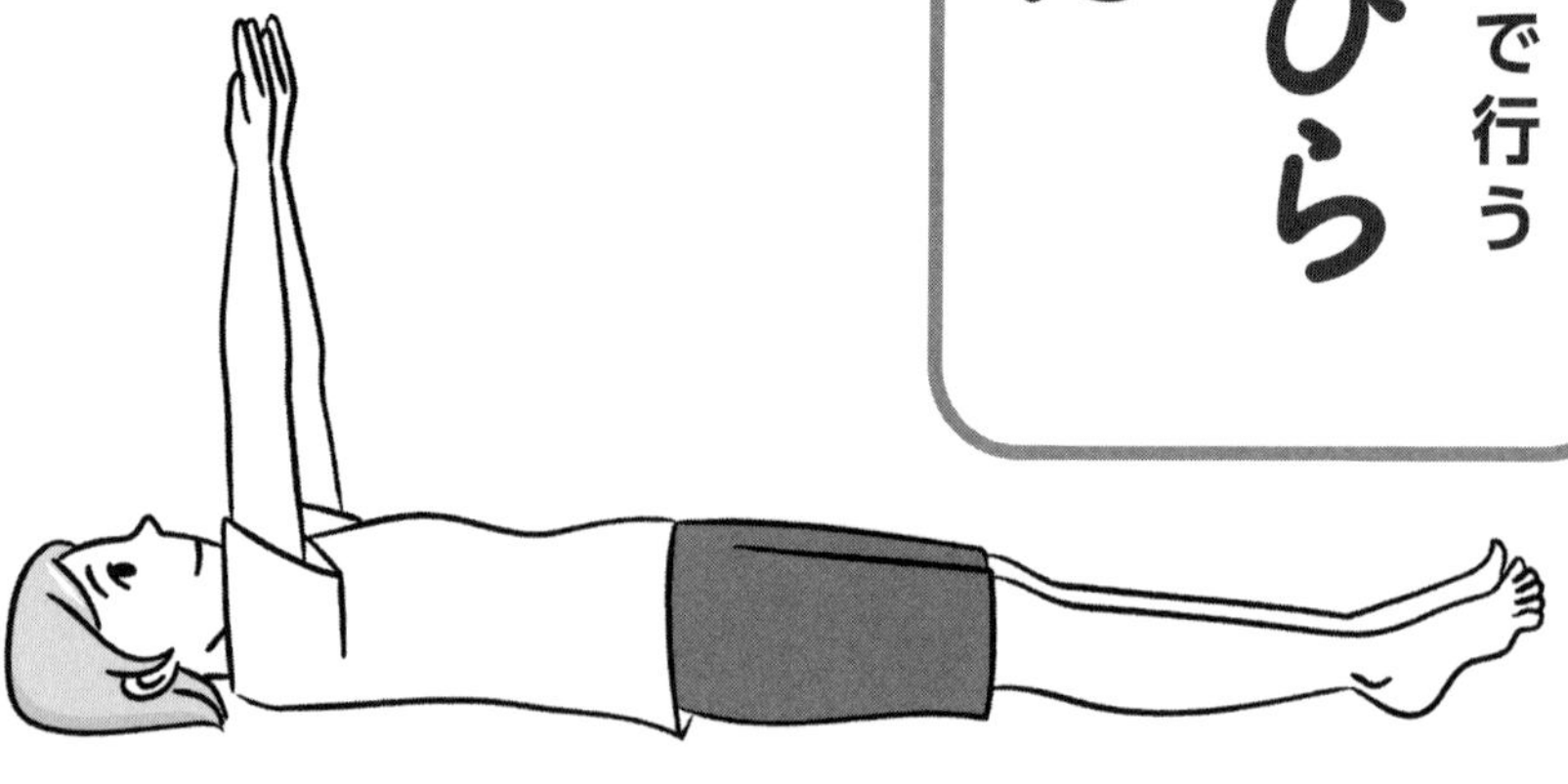

2

手のひらを一回転させる

左右の手のひらを内回りに一回転させて手の甲を合わせる。
❶〜❷を5回繰り返す

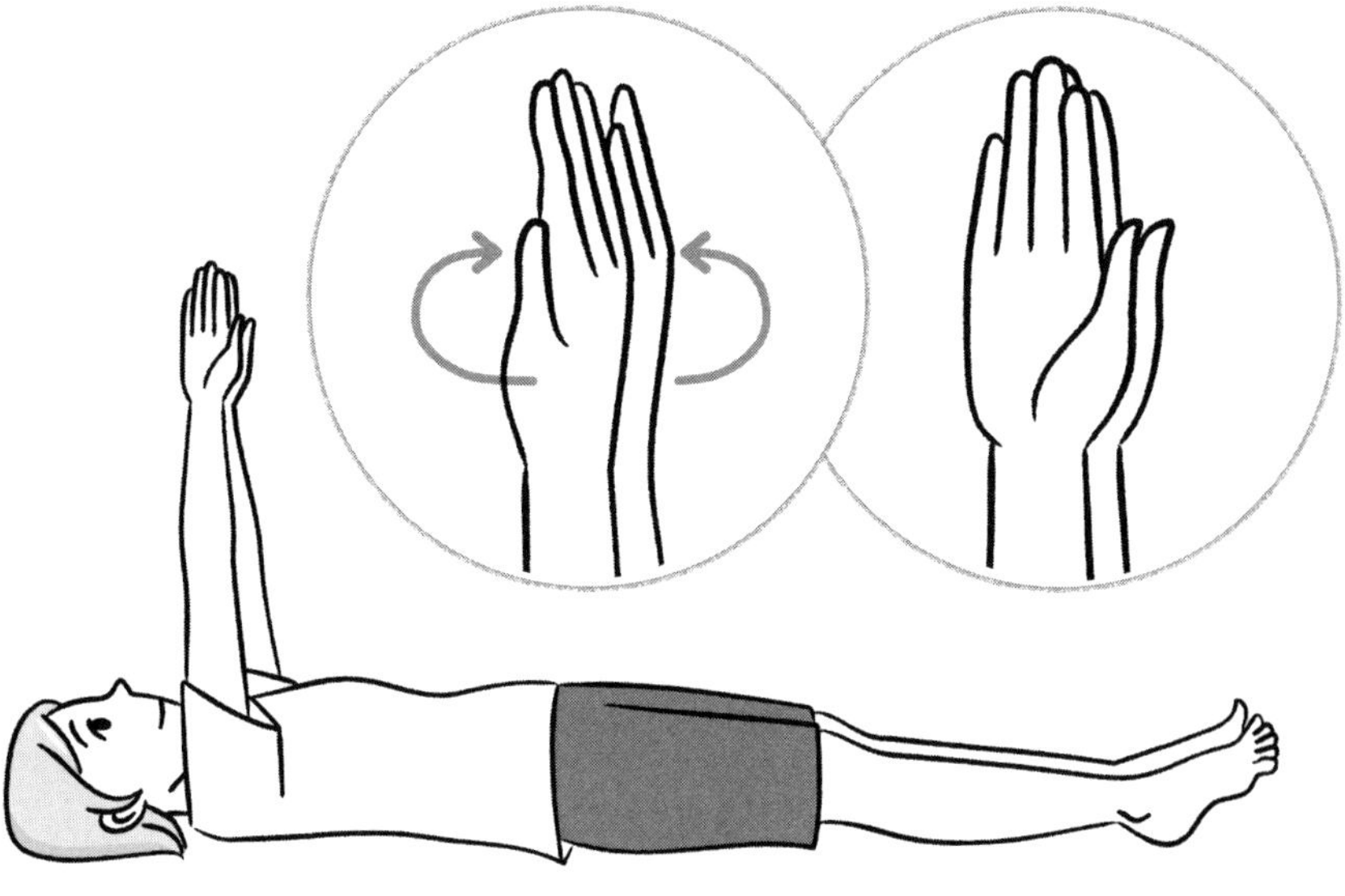

Point

・手のひらを左右均等に回転させる。
・腕全体にひねりが加わり、血行が促進される。
・最後は両方の手の甲がぴったり重なるのがベスト。

心も体もリラックスする呼吸法&ストレッチ

深部体温とともに、睡眠に大きく影響を与えているのが自律神経です。自律神経は私たちが生きていくうえで欠かせないものであり、各臓器の働きや血圧、呼吸、代謝など、心身のすべての活動を毎日休むことなく調整しています。しかしながら、自律神経が乱れて交感神経が優位なまま夜を迎えると、質のいい睡眠は望めなくなります。

そこで、自律神経の乱れをなくし、副交感神経を優位にしてリラックスするストレッチを紹介しましょう。

まず最初は、「ゆったり腹式呼吸」です。

緊張したときに深呼吸をするとリラックスします。これは、深呼吸に副交感神経を優位にする作用があるから。

腹式呼吸は、たくさん空気を吸い込むので、リラックスする効果が大です。できるだけ深く鼻から息を吸い、口からゆっくりと息を吐きましょう。

朝までぐっすり眠るコツ 3

自律神経の乱れを正して リラックスする

自律神経のバランスが乱れていると、夜になっても交感神経優位から副交感神経優位に切り替わらず、脳も体も緊張したまま。そのため、なかなか眠くなりません。そこで、寝る前に心身をリラックスさせるために、呼吸法とストレッチを組み合わせて行いましょう。

1 寝ながら深く深呼吸する「ゆったり腹式呼吸」（P110～111）
2 目をつぶって「全力ウインク」（P112～113）
3 合掌のポーズ＋腹式呼吸「全力手のひら合わせ」（P114～115）
4 胸を広げて「底上げ大の字ストレッチ」（P116～117）

次は、目の疲れをとる「全力ウインク」。

スマホなどの細かい文字を見すぎて目が疲れていると、自律神経のバランスを悪くし、眼精疲労だけでなく、頭痛や肩こりを引き起こします。

そこで、思い切りウインクをして、目のまわりの筋肉をストレッチしましょう。

続いて「全力手のひら合わせ」。

これはヨガの合掌ポーズと腹式呼吸を組み合わせたエクササイズです。胸の前で両手を合わせ、腹式呼吸をしながら両手を思い切り押し合います。

最後の「底上げ大の字ストレッチ」は、大の字になって寝転び、ゆっくり呼吸するだけです。

寝る前くらいは、胸を思い切り広げて気持ちよく深呼吸しましょう。

リラックス
ぐっすり
ストレッチ

深呼吸をしてリラックスする ゆったり腹式呼吸のやり方

1

鼻からゆっくり息を吸う

あお向けになって全身の力を抜く。おなかに手を置いたまま、鼻からゆっくりと息を吸う

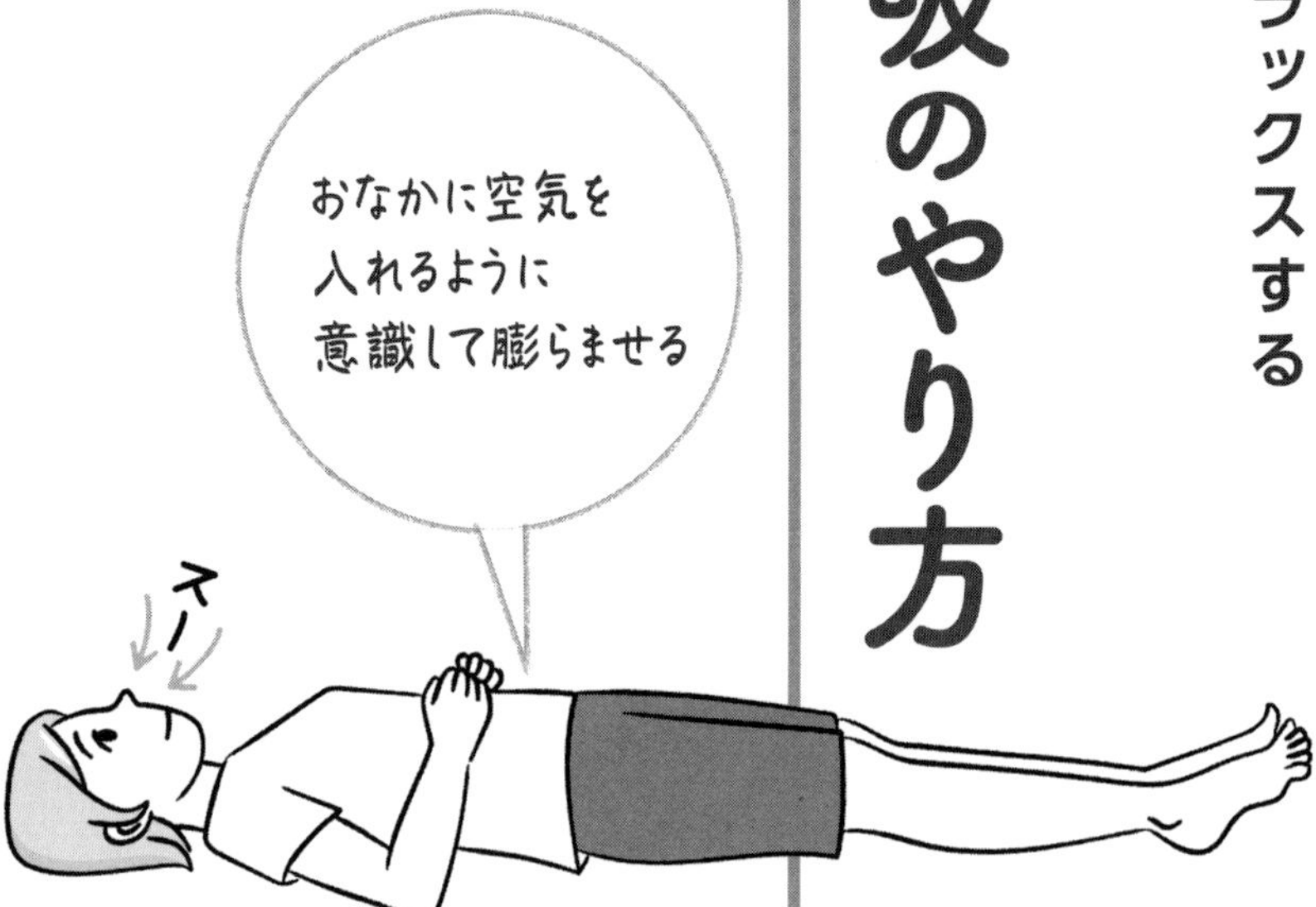

おなかに空気を入れるように意識して膨らませる
スー

2

息を吐きながら
おなかをへこませる

口からゆっくり息を吐きながら、おなかを
へこませる。
❶〜❷を5回繰り返す

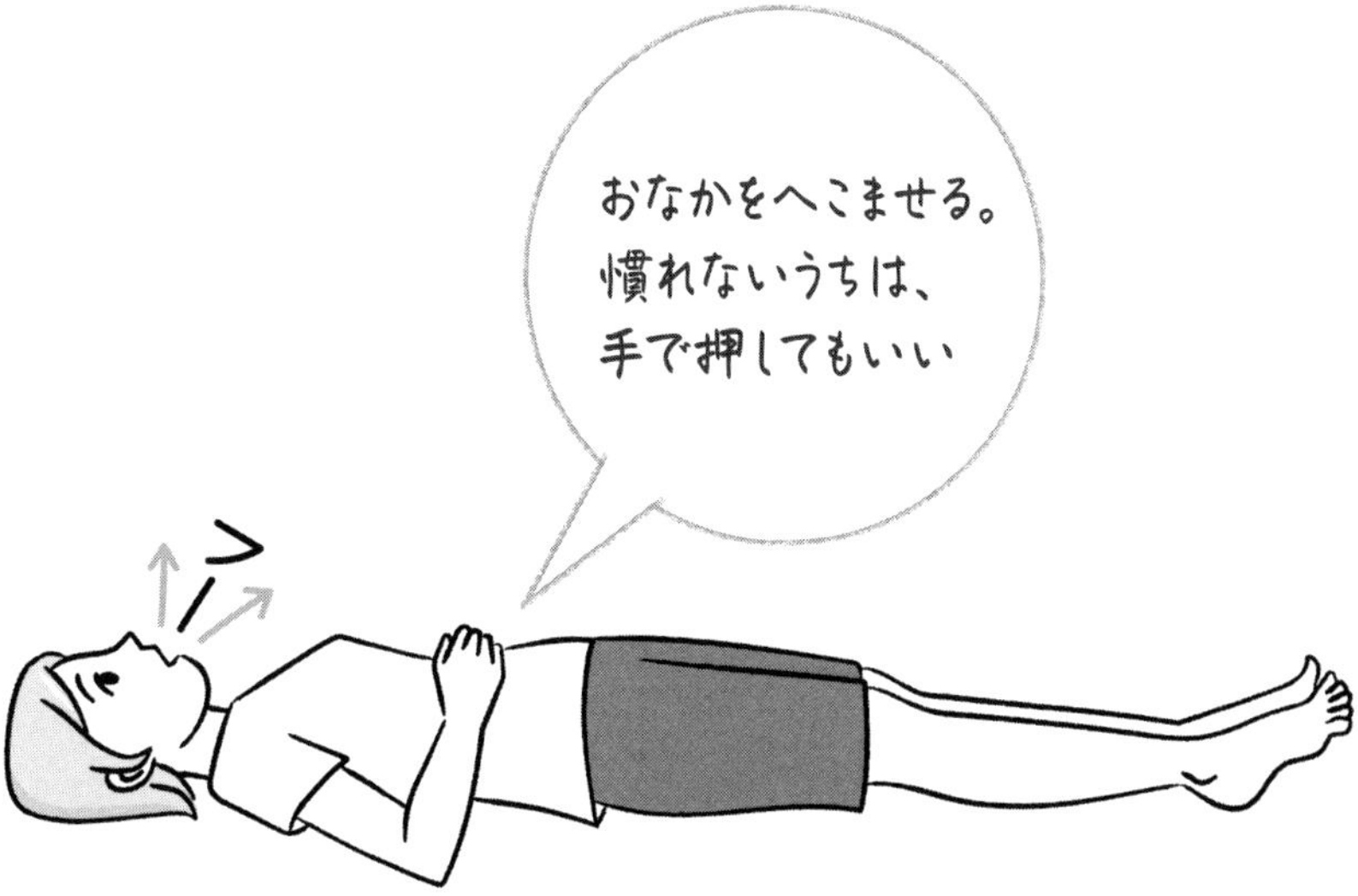
おなかをへこませる。
慣れないうちは、
手で押してもいい

Point

- できるだけ深く、ゆったりと呼吸する。
- 息を吸うときは、おなかに空気を入れる意識で膨らませる。
- おなかをへこませるとき、慣れないうちは手で押してもよい。

リラックス ぐっすり ストレッチ

目のまわりの筋肉をストレッチする
全力ウインクのやり方

1

目をギュッとつぶる

左右の目を交互に5回ずつ、ギュッとつぶる。
徐々にスピードアップさせること

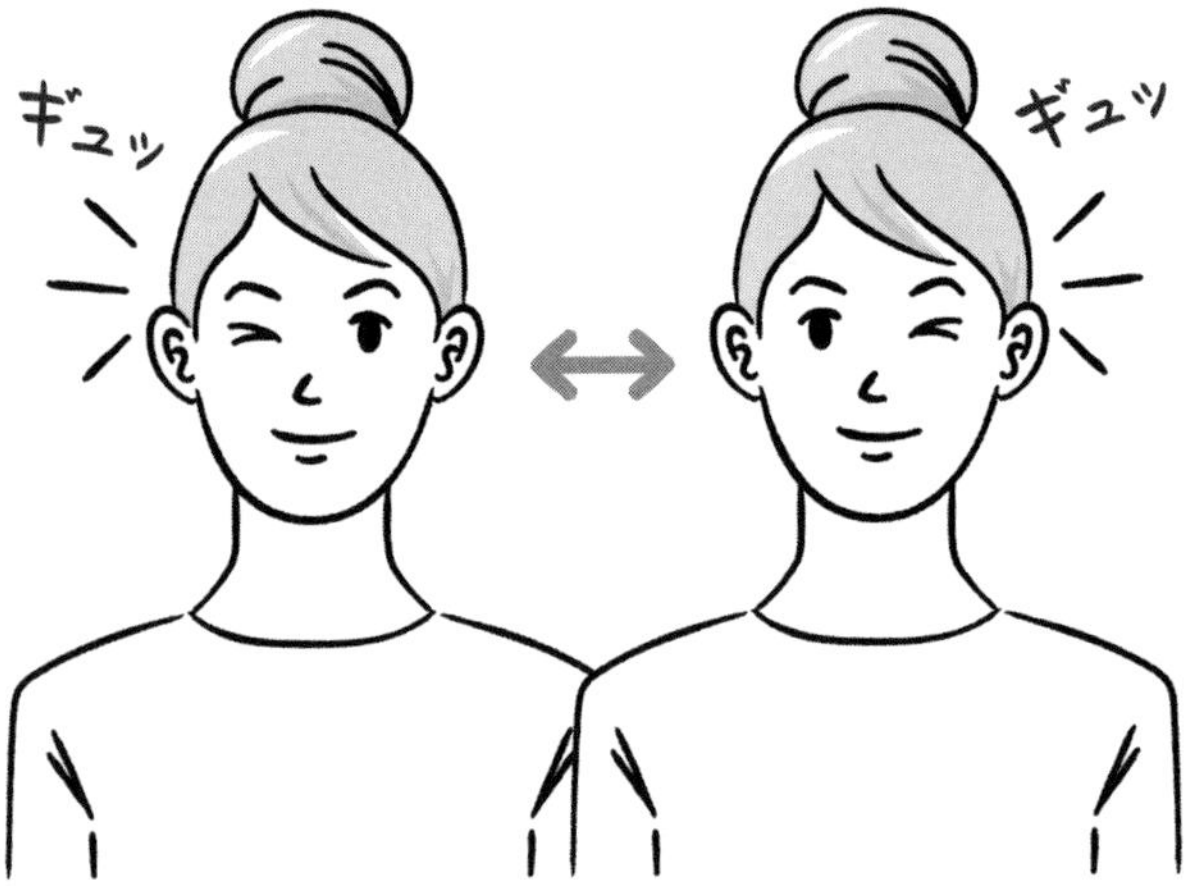

2

両目を力いっぱいつぶる

両目を力いっぱいつぶり、思い切りパッと見開く。
これを5回繰り返す

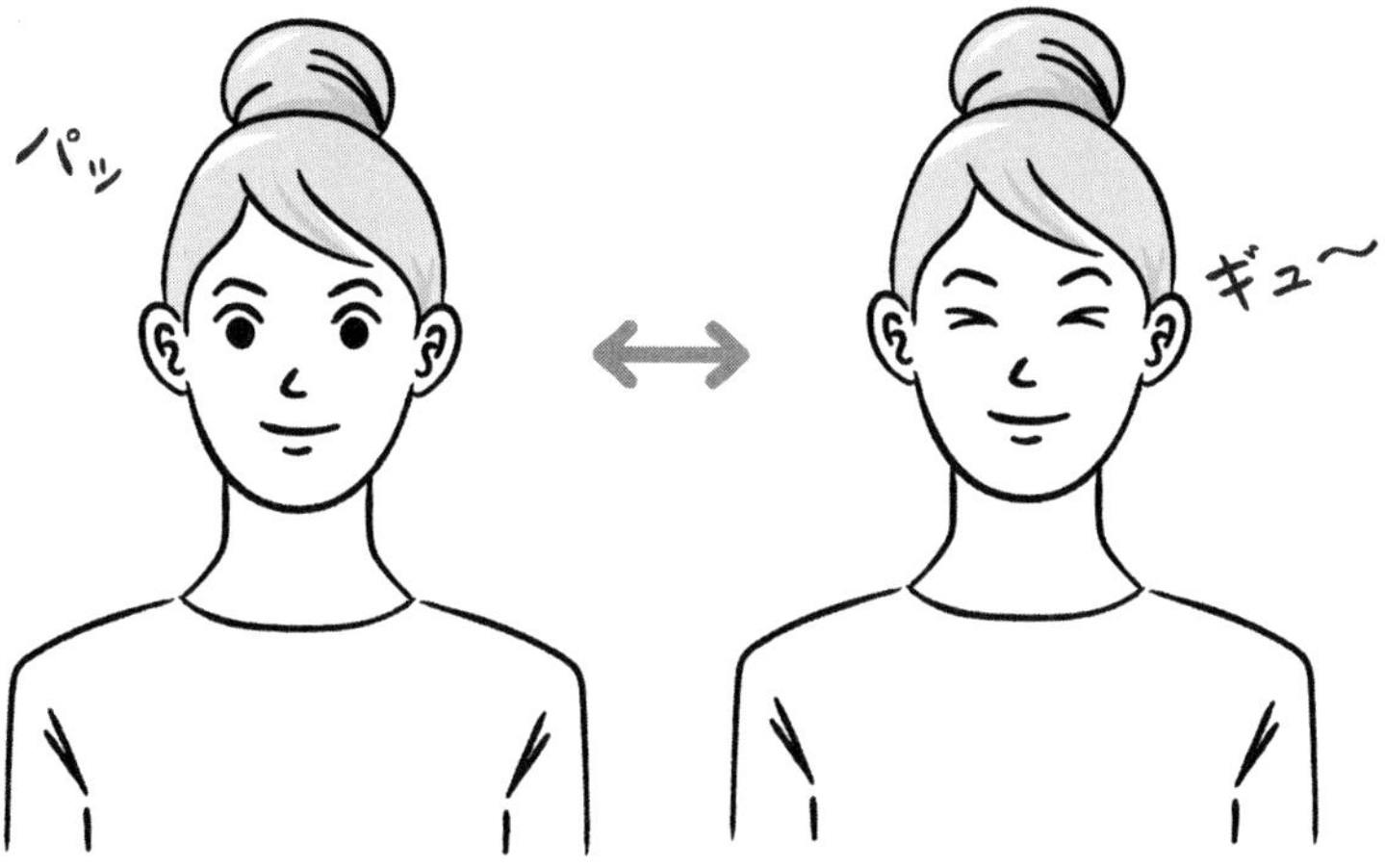

Point

- 目が疲れているときに行うと、自律神経が整う。
- 思い切りウインクをして、目のまわりの筋肉をストレッチすること。
- 慣れたら目をつぶるテンポを速くしていく。

リラックス
ぐっすり
ストレッチ

全力手のひら合わせのやり方

合掌のポーズと腹式呼吸の組み合わせ

1

左右の手のひらを合わせる

ベッドなどに腰かけ、左右の手のひらを
胸の前で合わせる。
鼻からゆっくり息を吸う

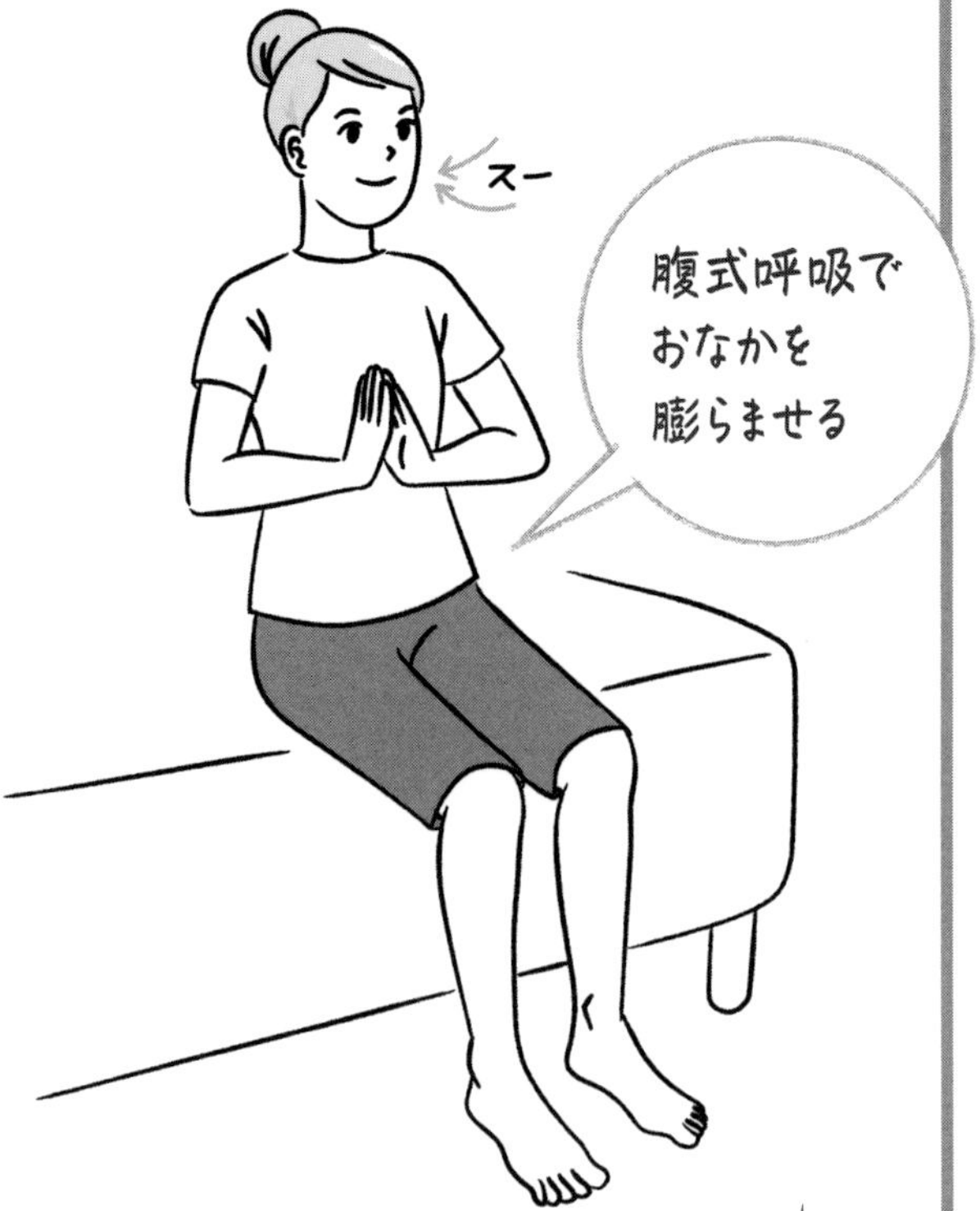

2

両手を押し合う

口から息を吐きながら、両手を思い切り押し合い5秒間キープする。
❶〜❷を5回繰り返す

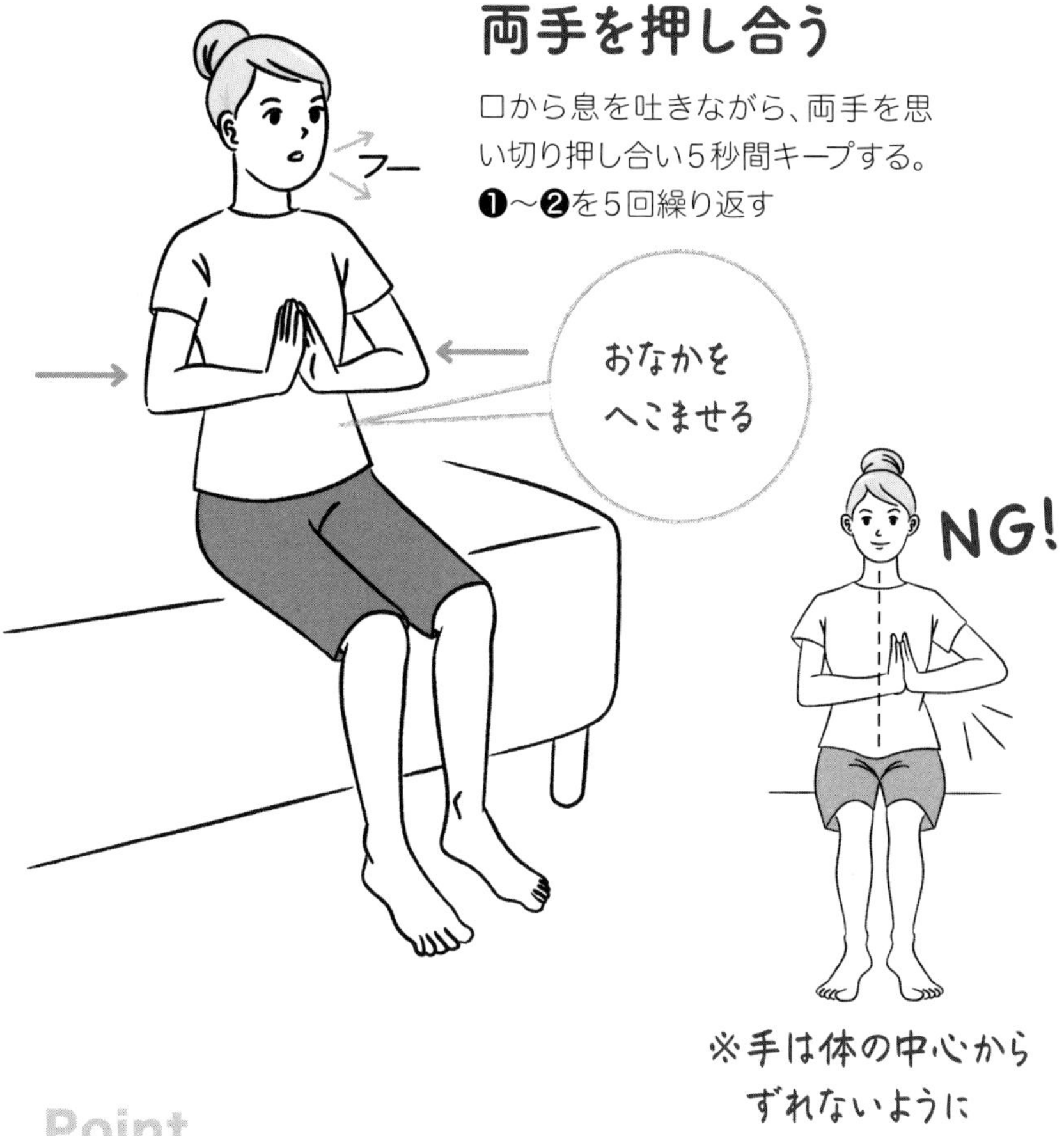
フー
おなかを
へこませる
NG!
※手は体の中心から
ずれないように

Point

- 手を体の中心で合わせることに意識を集中させ、頭の中を空っぽにすること。
- 手が体の中心からずれないように、左右の力を均等にかける。
- 息を吸うときはおなかを膨らませる腹式呼吸で。

リラックス
ぐっすり
ストレッチ

寝る前に気持ちよく深呼吸

底上げ大の字ストレッチのやり方

1

胸を思い切り広げる

巻いたバスタオルの上に「大の字」になって、鼻から息を吸いながら、胸を思い切り広げる。

ゆっくりと呼吸しながら10秒間キープする

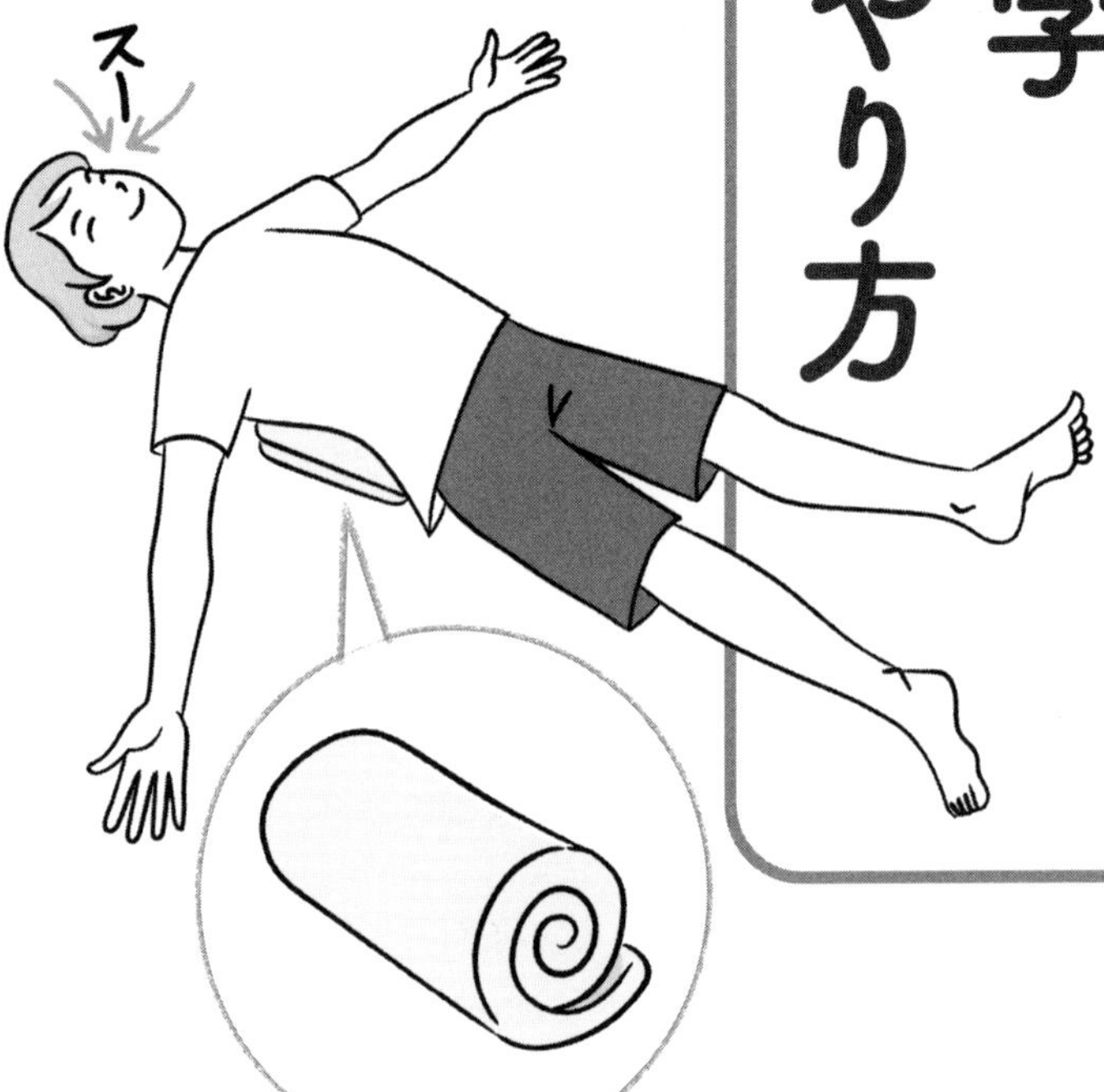

2

全身の力を抜く

口から息を吐きながら、全身の力を抜く。
❶〜❷を10回繰り返す

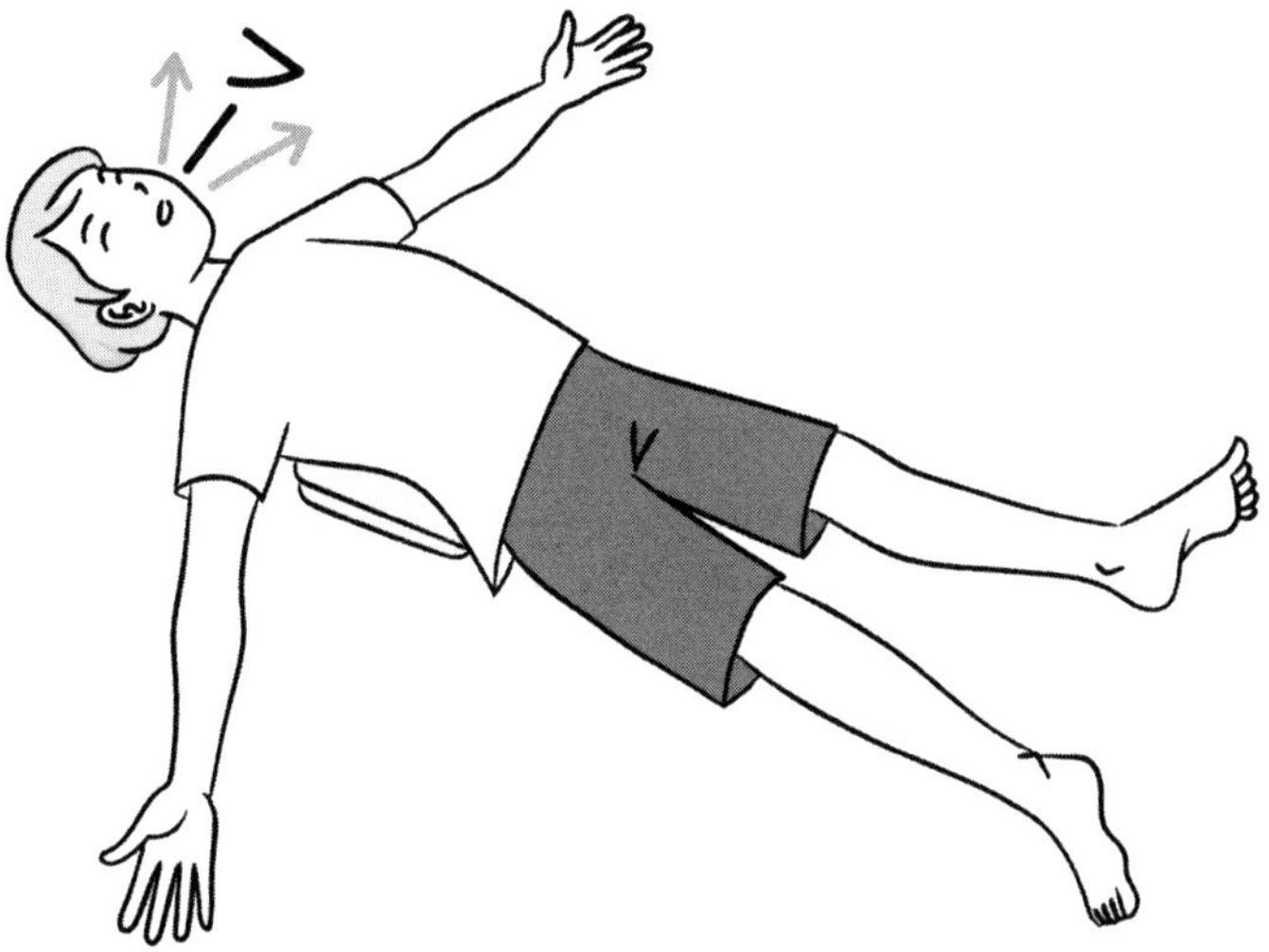

Point

・背中の下に筒状に巻いたバスタオルなどを置き、胸の高さを底上げして行う。
・胸を思い切り広げて、気持ちよく深呼吸すること。
・ストレッチが終わったら、スマホにさわるのは禁止。

すっきり目覚める寝たままストレッチ

ぐっすり眠れば、朝の目覚めもすっきり。起きたばかりの体をストレッチで適度に刺激すると、自律神経が活動モードの交感神経優位に切り替わり、その日を活動的に過ごせます。すると、夜もすんなり眠りにつけます。

また、日の光を浴びながら行うとセロトニンが分泌しやすくなります。このセロトニンは、夜になって眠気を生み出すメラトニンに変化するので、自然に眠気が訪れやすくなってくるのです。

このような正しいリズムにするためにも、起き上がる前に寝たままストレッチを行って、心と体をすっきり目覚めさせましょう。

その方法の1つが、「寝起きで全身ストレッチ」。

一晩中、同じ姿勢で寝ていると、全身の筋肉がこわばって血行が悪くなります。そこで、起床時に思い切り「伸び」をして筋肉をほぐしてみましょう。すると、全身の

朝すっきり目覚めるコツ

朝の寝たままストレッチで夜に眠気が訪れやすくなる

起きてすぐ日の光を浴びながらストレッチをすると、セロトニンが多く分泌されやすくなります。このセロトニンは時間をかけてメラトニンの原料になっていき、夜になるとメラトニンに変換されます。このメラトニンが眠気を生み出します。したがって、起き上がる前に寝たままストレッチを行えば、心身がすっきり目覚めるだけでなく、夜の快眠にもつながるのです。

1 伸びをして全身の血行をよみがえらせる「寝起きで全身ストレッチ」（P120〜121）
2 末端にたまった血液を心臓に戻す「グーパーぶらぶら」（P122〜123）
3 全身に血液を循環させる「寝たまま自転車こぎ」（P124〜125）

血行がよみがえり、気持ちよく目覚められるはずです。

次は、「グーパーぶらぶら」。

長時間横になって眠っていると、体内のあちこちで血液が滞ります。

このとき、手を真上に上げて「グー、パー」と動かし、末端にたまった血液を心臓に戻しましょう。

仕上げに手首をぶらぶら振ると、さらに血行がよくなります。

もう1つ行いたいのが、「寝たまま自転車こぎ」。

下半身にたまった血液を全身に循環させるエクササイズです。

あお向けのまま、自転車をこぐように両脚を大きく動かせば、体中がポカポカしてきます。

すっきりストレッチ

寝起きで全身ストレッチのやり方

伸びをして全身の血行をよみがえらせる

1

両手を頭の上で組む

あお向けに寝て両手を頭の上で組み、手のひらを外側に向ける

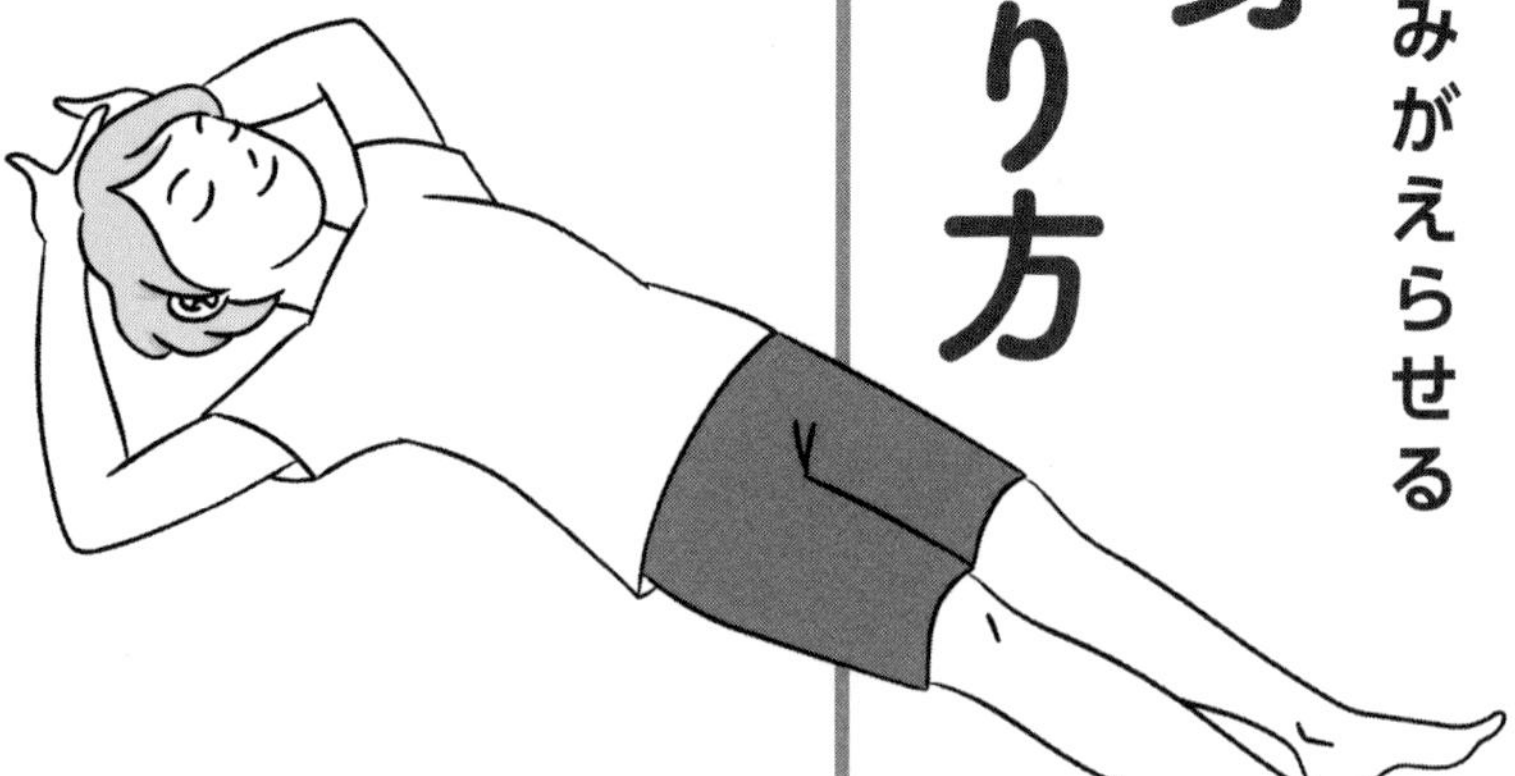

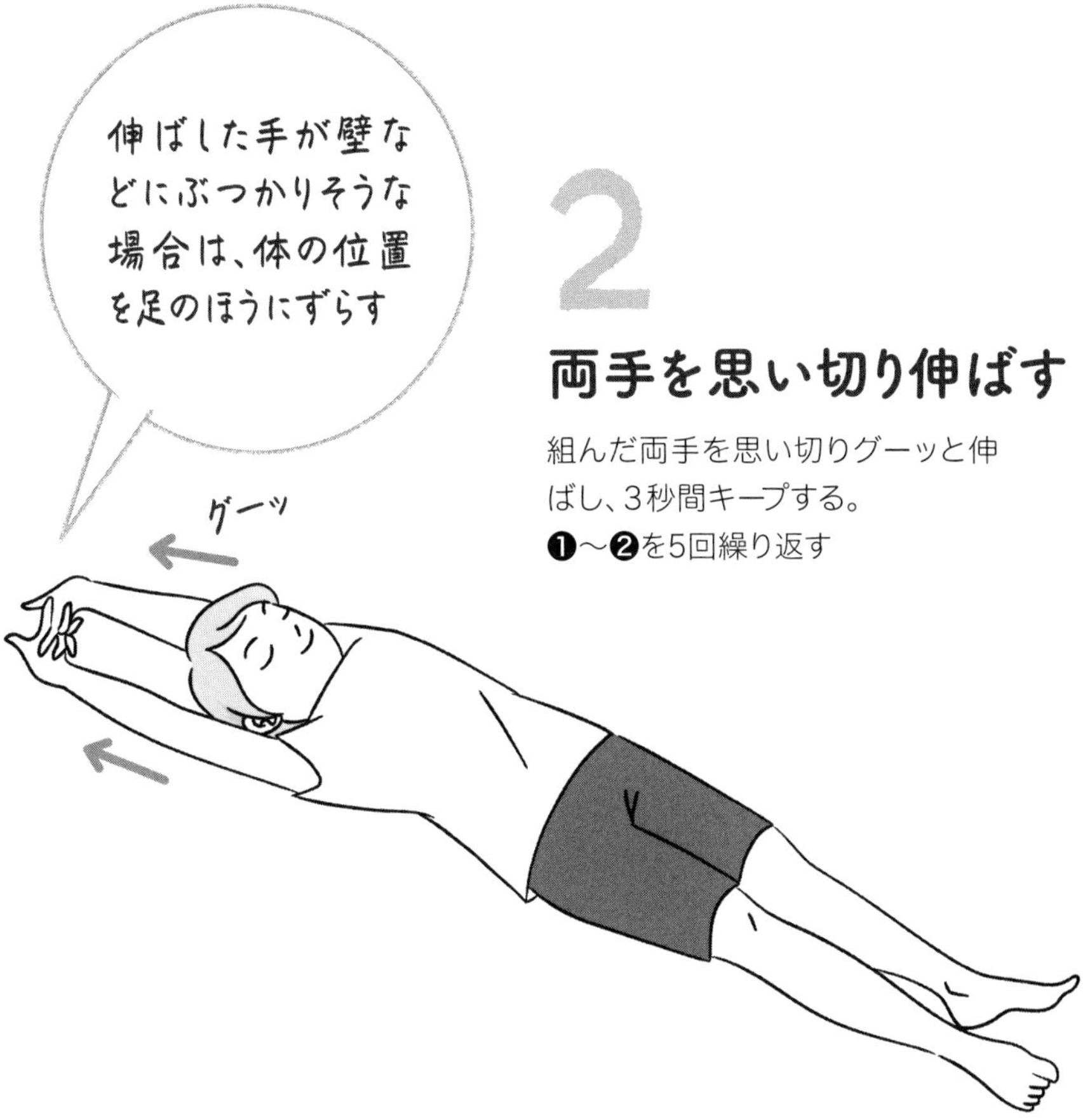
伸ばした手が壁などにぶつかりそうな場合は、体の位置を足のほうにずらす
グーッ

2

両手を思い切り伸ばす

組んだ両手を思い切りグーッと伸ばし、3秒間キープする。
❶〜❷を5回繰り返す

Point

- 起床時に思い切り伸びをして筋肉をほぐすと、全身の血行がよみがえる。
- 朝のストレッチは、部屋を明るくして行うこと。明るい光が目に入ると、交感神経が優位になり、目覚めやすくなる。
- 伸ばした手がヘッドボードや壁にぶつかりそうなときは、体の位置を足のほうにずらす。

すっきりストレッチ

グーパーぶらぶらのやり方

末端にたまった血液を心臓に戻す

1

両手を真上に伸ばす

あお向けに寝て両手を真上に伸ばし、こぶしを力いっぱい握って、思い切り開く。
これを3～5回繰り返す

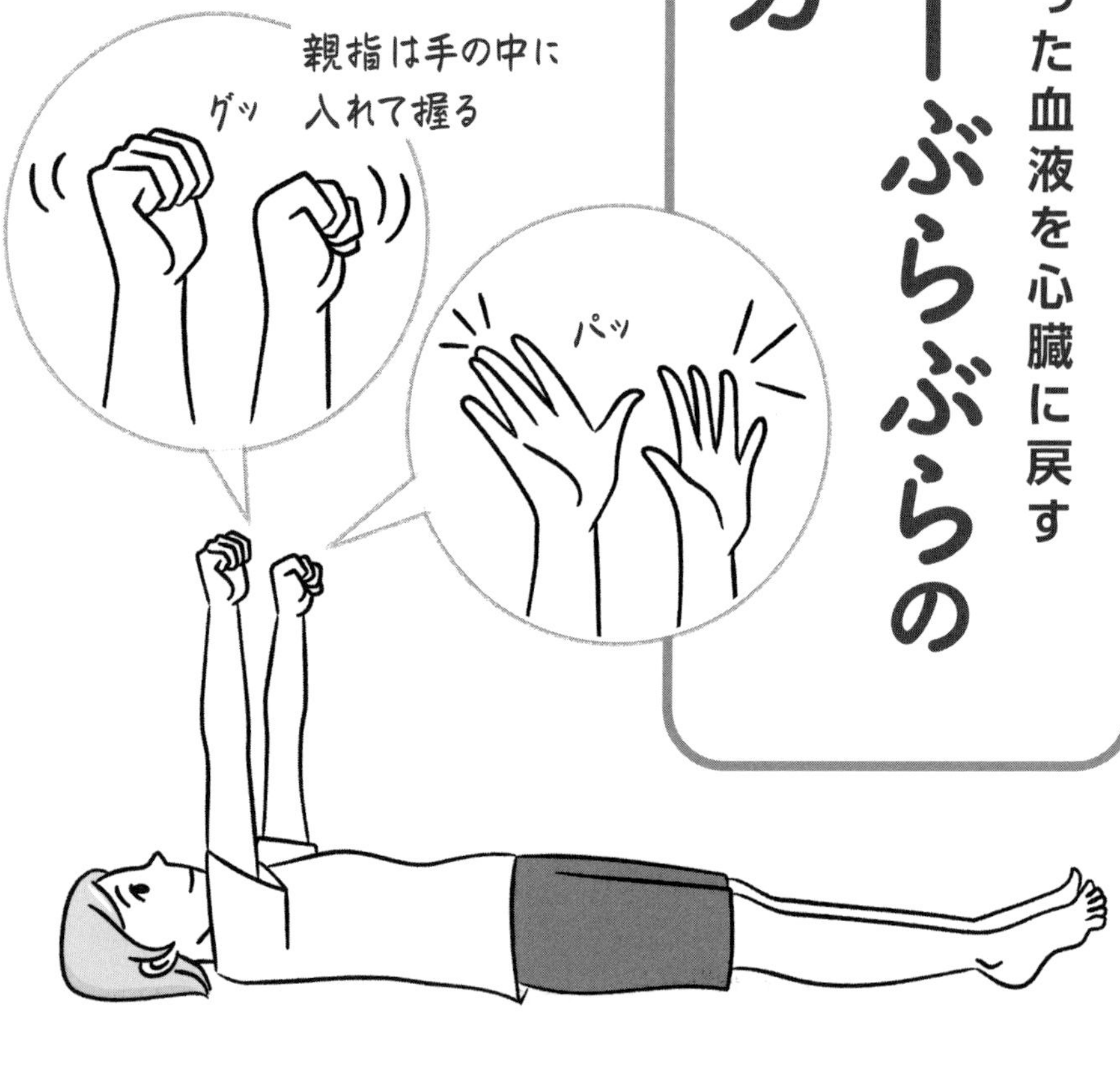

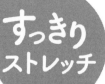

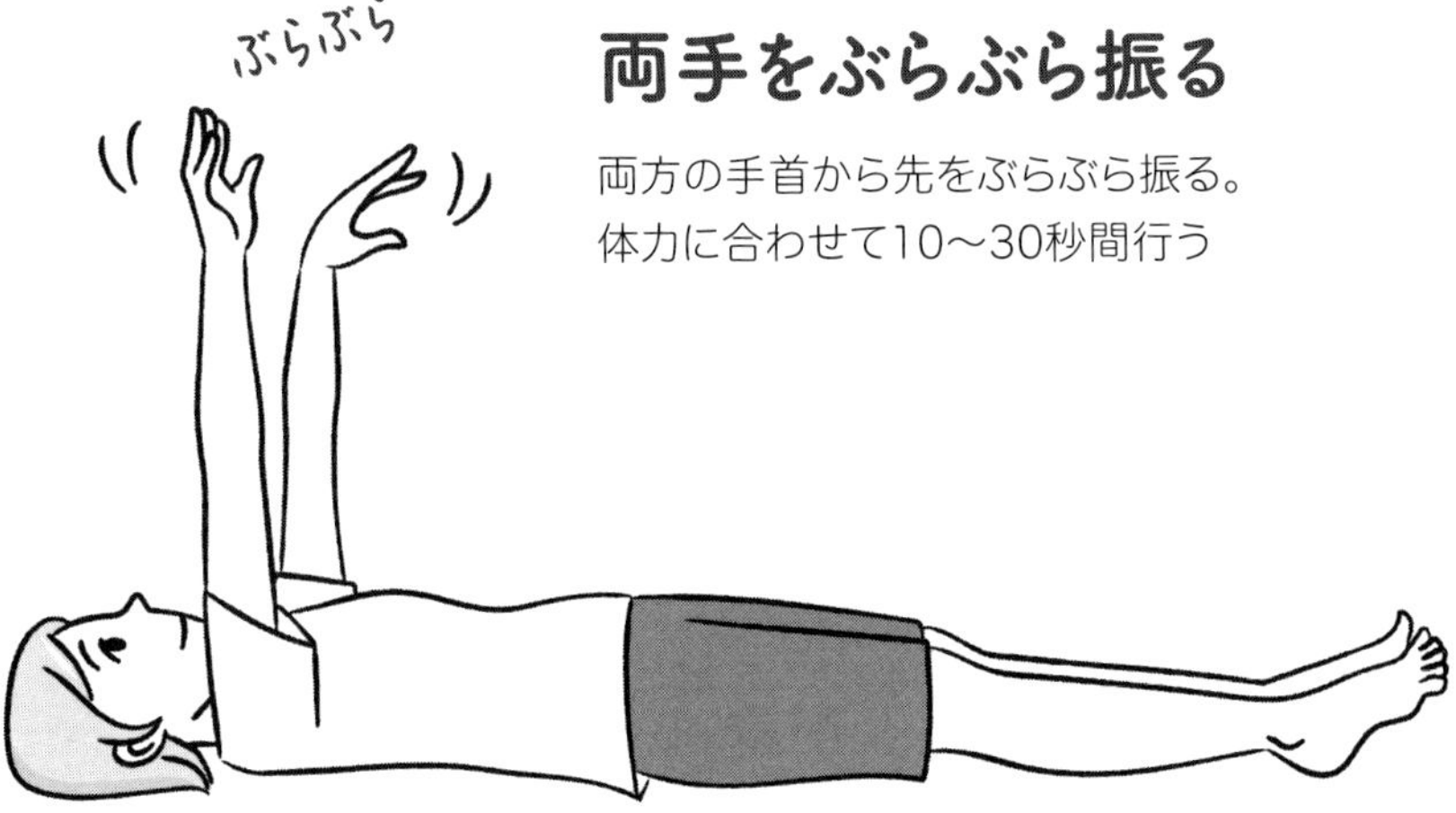

2
両手をぶらぶら振る

両方の手首から先をぶらぶら振る。
体力に合わせて10〜30秒間行う

Point

- 親指のつけ根をストレッチするので、親指は中に入れて握ること。
- 仕上げに手首をぶらぶら振ることで、さらに血行を促す。
- パソコンやスマホの使いすぎで指や腕が疲れている人には、特におすすめ。

ぐっすりストレッチ

下半身にたまった血液を全身に循環させる
寝たまま自転車こぎのやり方

1

両脚を空中で動かす

あお向けに寝て、自転車のペダルをこぐように両脚を動かす。左右交互に5回転行う

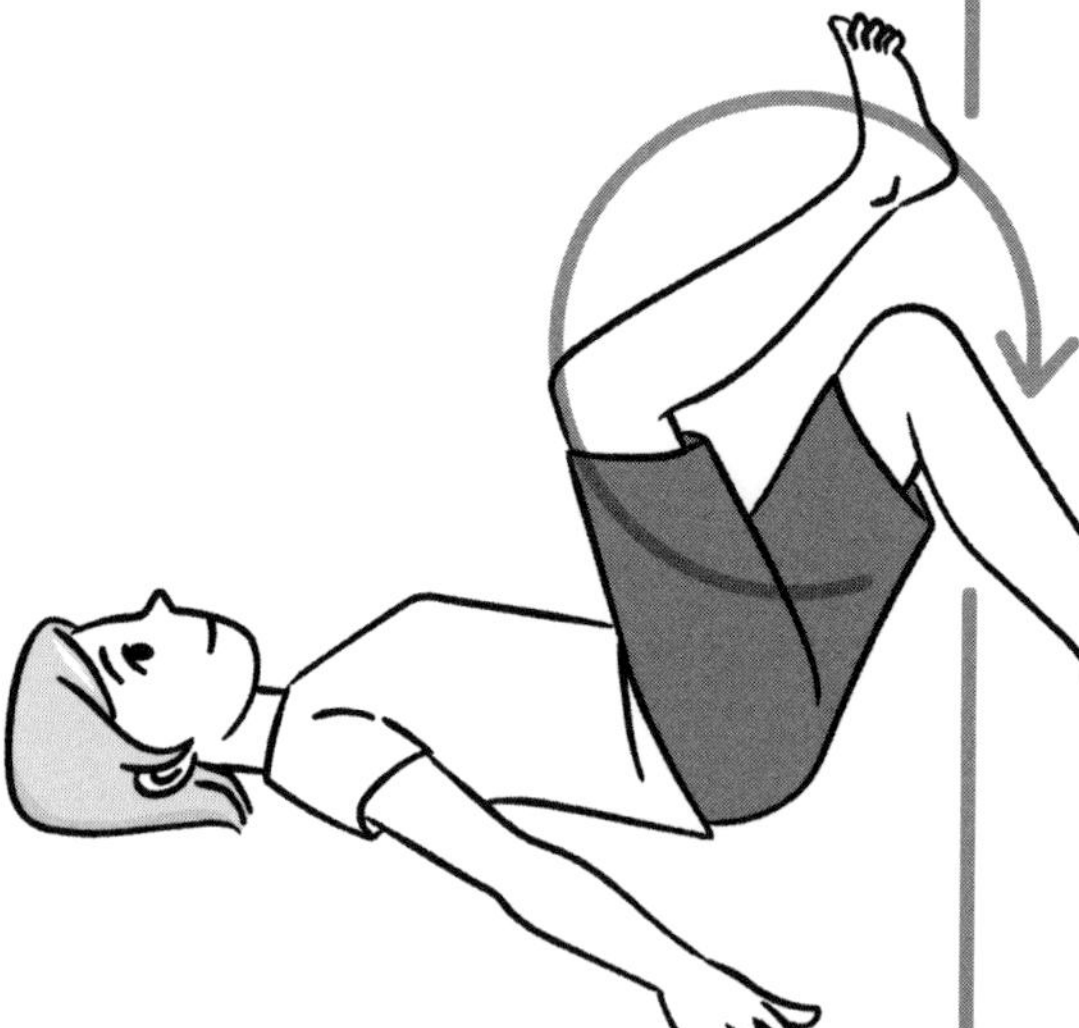

チャレンジ!

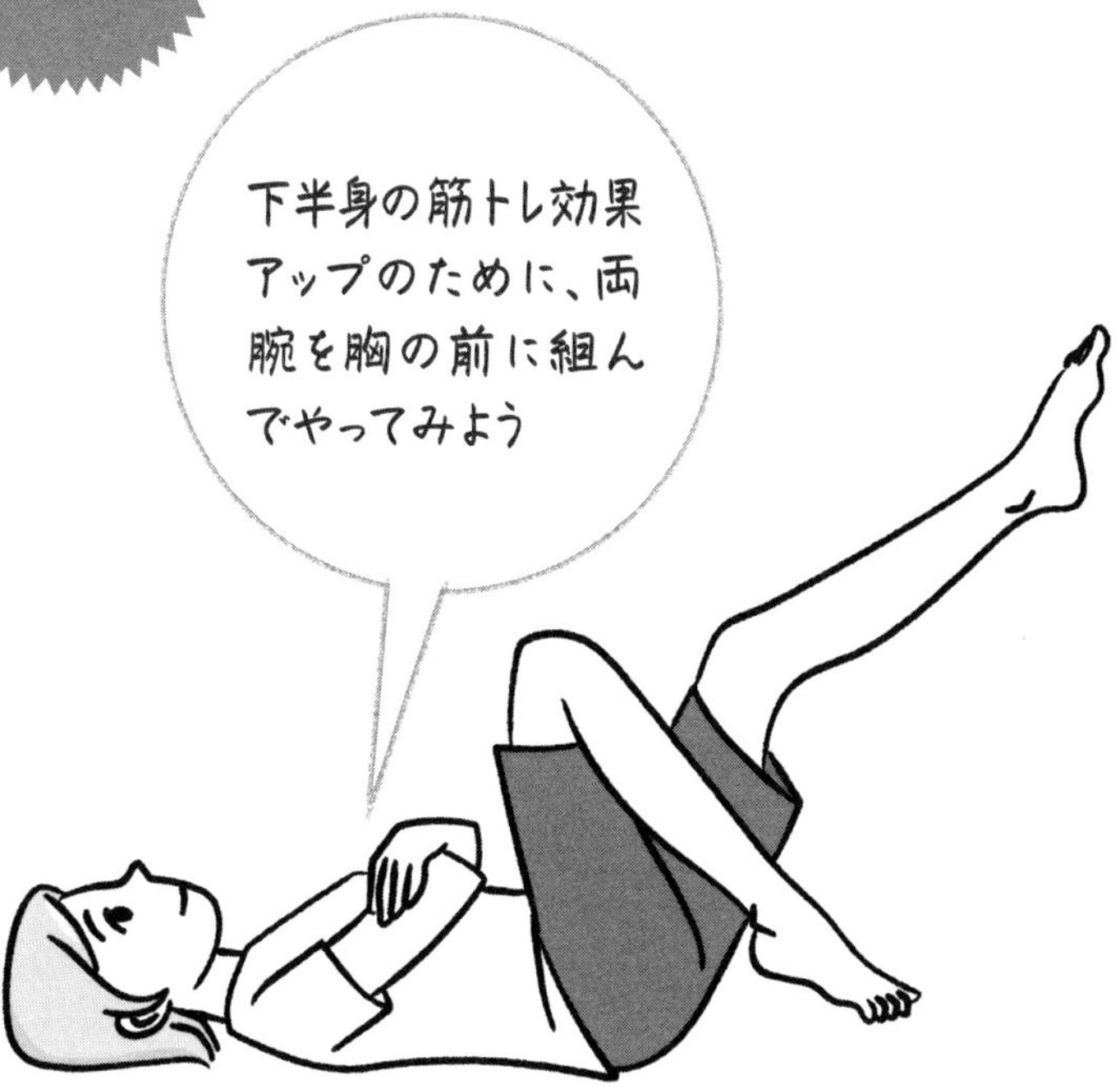
下半身の筋トレ効果
アップのために、両
腕を胸の前に組ん
でやってみよう

Point

・自転車をこぐときのように、両脚を大きく動かす。
・足の重みを支えることで、体幹の筋トレになる。
・両腕を胸の前で組むと、下半身の筋トレ効果がよりアップする。

Epilogue

40歳を超えたら、睡眠習慣は大きく変えるべき

本書では不眠に悩む人たちに向けて、なぜぐっすり眠ることが重要なのか、そのためにどのような行動を習慣づけるのがいいのかをお伝えしてきました。

ここで最後に睡眠ホルモンが減少するとなぜ眠りにくくなるのかということに触れたいと思います。

睡眠ホルモンであるメラトニンは、加齢に伴い分泌量が減少します。すると、深く眠れなくなり、眠りにくくなってきます。

メラトニンの分泌量のピークは、9～10歳ぐらい。これが20歳前後でピークの半分、30歳前後では4分の1程度、40代に入ると6分の1以下にまで減少していきます。

こうなると、ずっと同じことをしていては、不眠が進んでいくばかり。したがって、40歳を超えたらメラトニンの減少を補う、体内時計を調整しやすい生活リズムを心がける、という2つが、質の高い睡眠に欠かせないのです。

明日からいきなりすべての生活習慣を変えるのは難しいかもしれませんが、本書で紹介した対処法を、少しずつ取り入れてみてください。

医療法人ＲＥＳＭ新東京・新横浜理事長
白濱龍太郎

【著者】

白濱　龍太郎（しらはま　りゅうたろう）

医学博士、産業医。医療法人RESM新東京・新横浜理事長。

日本オリンピック委員会・医科学強化スタッフ、TOKYO2020選手用医師。

日本睡眠学会評議員、総合診療専門医、社会医学系指導医。福井大学客員准教授。

筑波大学医学群医学類卒業。東京医科歯科大学大学院統合呼吸器病学修了。東京共済病院、東京医科歯科大学附属病院を経て、2013年に「RESM新横浜 睡眠・呼吸メディカルケアクリニック」を開設。睡眠時無呼吸症候群やナルコレプシーなどの睡眠にまつわる病気を適切に診断するために、最新の医療機器を導入し、日本睡眠学会認定施設として専門医療を提供している。主な著書・監修書に『1万人を治療した睡眠の名医が教える 誰でも簡単にぐっすり眠れるようになる方法』『ぐっすり眠れる×最高の目覚め×最強のパフォーマンスが1冊で手に入る 熟眠法ベスト101』『ぐっすり眠る習慣』（以上、アスコム）、『こんなに怖い 図解 睡眠時無呼吸症候群』（日東書院本社）など多数。

「寝《ね》つきが悪《わる》い」「すぐに目《め》が覚《さ》めてしまう」人《ひと》のお助《たす》けBOOK《ブック》
2024年2月29日　第1刷発行
2024年7月31日　第3刷発行

著　者　白濱龍太郎《しらはまりゅうたろう》
発行者　丹羽良治
発行所　株式会社主婦の友社
〒141-0021
東京都品川区上大崎3-1-1　目黒セントラルスクエア
電話（編集）03-5280-7537（内容・不良品等のお問い合わせ）
（販売）049-259-1236（販売）

印刷所　大日本印刷株式会社

ISBN978-4-07-456846-8

■本のご注文は、お近くの書店または主婦の友社コールセンター（電話0120-916-892）まで。
*お問い合わせ受付時間　月～金（祝日を除く）10：00～16：00
*個人のお客さまからのよくある質問のご案内　https://shufunotomo.co.jp/faq/